Manuel pour l'inspection des navires et la délivrance des certificats sanitaires de navire

Manuel pour l'inspection des navires et la délivrance des certificats sanitaires de navire

Organisation
mondiale de la Santé

Catalogage à la source: Bibliothèque de l'OMS
Manuel pour l'inspection des navires et la délivrance des certificats sanitaires de navire.

1.Législation sanitaire. 2.Lutte contre maladie contagieuse - législation. 3.Navires. 4.Assainissement. 5.Epidémie – legislation. 6.Transmission maladie – prévention et contrôle. 7.Manuels. I.Organisation mondiale de la Santé.

ISBN 978 92 4 254819 8 (NLM classification: WA 810)

Imprimé en France

Création/réalisation : Crayonbleu, Lyon, France

TABLE DES MATIÈRES

AVANT-PROPOS

Le 23 mai 2005, la Cinquante-huitième Assemblée Mondiale de la Santé a adopté le Règlement sanitaire international (RSI) (2005), et les certificats de dératisation/d'exemption de la dératisation exigés par le RSI (1969) ont été remplacés par les certificats sanitaires de navire, à la portée beaucoup plus large, entrés en vigueur le 15 juin 2007.

Le RSI (2005) précise que les parties peuvent autoriser certains ports à délivrer les certificats sanitaires de navire et leurs prolongations, et sont également autorisés à fournir les services mentionnés dans l'Annexe 1 du Règlement. Les ports autorisés doivent, entre autres, disposer de personnel formé et disponible pour monter à bord d'un navire et identifier tout risque significatif pour la santé publique, et mettre en place des mesures de lutte. Il est par conséquent impératif de disposer d'une procédure opérationnelle standardisée et globale pour l'inspection des navires.

Après la mise en application du RSI (2005) en juin 2007, l'Organisation mondiale de la Santé (OMS), Sécurité sanitaire et environnement (RSI - ports, aéroports et postes-frontières) a élaboré un Avis technique provisoire pour l'inspection et la délivrance du certificat sanitaire de navire. Cet avis technique, publié en août 2007, apporte aux États Parties une aide à la gestion des inspections de navires et à la délivrance des certificats sanitaires de navire.

Ce document, le Manuel pour l'inspection des navires et la délivrance des certificats sanitaires de navire (le Manuel), remplace le précédent avis technique provisoire et reflète la nécessité d'une compréhension commune du but et du champ d'application des certificats sanitaires de navire au niveau international. Ces CSN constituent un outil majeur permettant d'aider à prévenir et à contrôler les risques pour la santé publique connus (pas uniquement les rongeurs) et fournissent une procédure commune concernant l'enregistrement et la communication des incidents survenus à bord des navires et les mesures prises. Ce Manuel vise à sensibiliser les exploitants de moyens de transport et améliorer la qualité de leur réponse aux événements de santé publique, et permet une vérification de routine de l'état de santé à bord au moins deux fois par an.

Ce Manuel peut être utilisé en complément du Guide d'hygiène et de salubrité à bord des navires (OMS, 2011) et du Guide médical international de bord (OMS, 2007), respectivement orientés vers la santé préventive et la santé curative à bord des navires.

Le Manuel a été mis au point par une série itérative d'étapes de rédaction et de présentations à des comités de lecture. Les réunions d'experts ci-dessous ont été tenues afin d'apporter des corrections au Manuel :

- Réunion du groupe de travail informel des transports sur les certificats sanitaires de navire, Lyon, France, 6–8 novembre 2007 ;
- Réunion du groupe de travail informel des transports sur les procédures d'inspection et de délivrance des certificats sanitaires de navire, Lyon, France, 17–19 décembre 2007 ;
- Consultation informelle relative à l'ébauche des procédures d'inspection et de délivrance des certificats sanitaires de navire, Lyon, France, 14–16 avril 2008 ;
- Réunion sur les procédures recommandées d'inspection et de délivrance des certificats sanitaires de navire, Lyon, France, 14–15 avril 2009 ;
- Réunions du groupe de travail informel sur les directives d'hygiène et de salubrité à bord des navires, Lyon, France, 12–16 octobre 2009.

Une version accessible au public de ce manuel a été mise en ligne sur le site Internet de l'OMS en mai 2010. De nombreux participants et experts représentant les exploitants de navires de croisière, les associations de gens de mer, les États Membres collaborant au RSI (2005), les autorités de contrôle de l'État du port, les autorités sanitaires portuaires et les autres agences réglementaires, issus de nombreux pays industrialisés et pays en développement, ont participé à des réunions et des comités de lecture. La section « Remerciements » dresse la liste exhaustive de tous les contributeurs.

Entre 2008 et 2010, plusieurs ateliers et activités de terrain ont eu lieu aux niveaux sous-régional, régional et interrégional, avec la participation d'experts de toutes les régions de l'OMS. Les ateliers ont constitué une opportunité de réviser le précédent avis technique préliminaire et de tester la nouvelle version préliminaire du manuel grâce à des exercises de formation à bord des navires. Les ateliers et activités de terrain bénéficiaient du soutien des bureaux régionaux et nationaux de l'OMS, ainsi que des autorités de santé publique de différents pays, et notamment : Sines, Portugal (2009) ; Santos (2008), Fortaleza (2010), Brésil ; Palma de Majorque (2008), Cartagena (2009), Las Palmas de Gran Canaria (2010), Espagne ; Amsterdam, Pays-Bas (2007) ; Hambourg, Allemagne (2008) ; Miami, États-Unis d'Amérique (2008) ; Bridgetown, La Barbade (2008) ; Manille, les Philippines (2009) ; Colombo, Sri Lanka (2010) ; et Paris, France (2009).

REMERCIEMENTS

Ce manuel a été rédigé en consultation avec différents experts issus de pays développés et en développement.

Nous adressons nos remerciements et notre reconnaissance aux personnes ci-dessous, dont le travail s'est avéré crucial à l'élaboration de cette édition du Manuel pour l'inspection des navires et la délivrance des certificats sanitaires de navire :

Jaret T. Ames, Programme d'hygiène sur les navires, Centres pour le Contrôle et la Prévention des Maladies, Atlanta, États-Unis d'Amérique

James Barrow, Division of Global Migration and Quarantine, National Center for Preparedness, Detection, and Control of Infectious Diseases, Centres pour le Contrôle et la Prévention des Maladies, Atlanta, États-Unis d'Amérique

Marie Baville, Environment Health Officer, Département des Situations d'Urgence Sanitaire, Direction Générale de la Santé, Ministère de la Santé, Paris, France

Priagung Adhi Bawono, Quarantine Sub-directorate, Directorate General Disease Control and Environmental Health, Ministère de la Santé, Jakarta, Indonésie

David Bennitz, Bureau de la santé publique, Santé Canada, Ottawa, Canada

Colin Browne, Organisation panaméricaine de la santé/pays des Caraïbes orientales, Bridgetown, La Barbade, Organisation Mondiale de la Santé

Luiz Alves Campos, Agence Nationale de Surveillance Sanitaire (Anvisa), Brasilia, Brésil

Susan Courage, Environmental Health Bureau, Safe Environments Directorate Santé Canada, Canada

Yves Chartier, OMS, Genève, Suisse

Frédéric Douchin, Agence régionale de la santé de Haute Normandie, France

Zhiqiang Fang, Department of Health Quarantine of General Administration of Quality Supervision, Inspection and Quarantine, Beijing, Chine

Milhar Fuazudeen, Maritime Training and Human Element Section, Maritime Safety Division, Organisation maritime internationale, Londres, Royaume-Uni

Christos Hadjichristodoulou, Université de Thessalie, Larissa, Grèce

Daniel Lins Menucci, OMS, Lyon, France

Hameed Gh H Mohammad, Ports and Borders Health Division, Rumaithiya, État du Koweït

Rosemarie Neipp, General Directorate for Public Health and Foreign Health Affairs, Ministère de la santé et de la politique sociale, Espagne

Ma Lixin, Department of Health Quarantine of General Administration of Quality Supervision, Inspection and Quarantine, Beijing, Chine

Henry Kong, Port Health Office, Région administrative spéciale de Hong Kong, Chine

Jenny Kremastinou, National School of Public Health, Athènes, Grèce

Maike Lamshöft, Institut central de médecine professionnelle et maritime, Autorités portuaires de Hambourg, Allemagne

Fábio Miranda da Rocha, Agence Nationale de Surveillance Sanitaire (Anvisa), Brasilia, Brésil

Mohamed Moussif, aéroport international Mohamed V, Casablanca, Maroc

Barbara Mouchtouri, Université de Thessalie, Larissa, Grèce

Matthijs Plemp, National Institute of Public Health and the Environment, Pays-Bas

Thierry Paux, Département des Urgences Sanitaires, Ministère de la Santé, Paris, France

Tobias Riemer, Institut central de médecine professionnelle et maritime, Autorités portuaires de Hambourg, Allemagne

Clara Schlaich, Institut central de médecine professionnelle et maritime, Autorités portuaires de Hambourg, Allemagne

Christoph Sevenich, Institut central de médecine professionnelle et maritime, Autorités portuaires de Hambourg, Allemagne

Natalie Shaw, International Shipping Federation, Londres, Royaume Uni

Mel Skipp, Carnival UK, Cruise Lines International Association, Londres, Royaume Uni

Maria Dulce Maia Trindade, Macao International Airport/Port Health Authority, Centre for Prevention and Control of Disease/ Health Bureau, Gouvernement de la Région administrative spéciale de Macao, Chine

Stéphane Veyrat, Département des Situations d'Urgence Sanitaire, Direction Générale de la Santé, Ministère de la Santé, Paris, France

Mario Vilar, Ministerio de Salud Publica, Dirección General de la Salud, Montevideo, Uruguay

Ninglan Wang, OMS, Lyon, France

Sandra Westacott, Port Health Services, Southampton City Council, Southampton, Royaume Uni

Ruth Anderson, Agnieszka Rivière ont apporté leur soutien aux fonctions administratives et de secrétariat au cours des différentes réunions tenues dans le cadre de l'élaboration de ce guide. Daniel Lins Menucci, Christos Hadjichristodoulou, Barbara Mouchtouri, Bruce Plotkin, Clara Schlaich, Christoph Sevenich et Ninglan Wang ont joué un rôle dans la finalisation de la rédaction technique et la révision de ce guide. La préparation de ce document, le Manuel pour l'inspection des navires et la délivrance des certificats sanitaires de navire, n'aurait pas été possible sans le généreux soutien technique et logistique de plusieurs institutions, parmi lesquelles le Ministère français de la Santé, les autorités portuaires de Hambourg (Allemagne) ; les Centres pour le Contrôle et la Prévention des Maladies (États-Unis d'Amérique) ; l'Université de Thessalie, Grèce ; l'Agence Nationale de Surveillance Sanitaire (Anvisa), Brésil ; l'administration générale du contrôle de la qualité, de l'inspection et de la quarantaine (AQSIQ), Chine ; le Ministère espagnol de la Santé ; le Ministère portugais de la Santé, et Santé Canada.

GLOSSAIRE

• Affecté(e)
Personne(s), bagage, cargaisons, conteneur, moyens de transport, marchandises, colis postaux ou restes humains infectés, contaminés, ou transportant des sources d'infection ou de contamination, au point de constituer un risque pour la santé publique.

• Amovible
Détachable de l'unité principale à l'aide d'outils simples tels que tournevis, pinces ou clé plate.

• Autorité compétente
Autorité responsable de la mise en œuvre et de l'application des mesures sanitaires conformément au Règlement sanitaire international (2005).

• Accessible
Pouvant être exposé pour nettoyage et inspection à l'aide d'outils simples tels que tournevis, pinces ou clé plate.

• Concave
Surface concave, moulure ou autre motif effaçant les angles habituels de 90 degrés ou moins.

• Coupure anti-retour
Système de tuyaux permettant l'évacuation indirecte d'une installation, d'une machine ou d'un appareil vers une autre installation, un réceptacle ou un intercepteur à un niveau inférieur au niveau de débordement.

• Dalot
Conduit ou cuvette de récupération permettant l'écoulement de l'eau vers une évacuation.

• Denrée périssable
Aliment naturel ou synthétique nécessitant un contrôle constant de la température car se présentant sous une forme susceptible de permettre :
• la croissance rapide et progressive de microorganismes pathogènes ou toxigéniques ;
• la croissance de Clostridium botulinum et leur production de toxines ; ou, dans les coquilles d'œuf cru, la prolifération de Salmonella enteritidis.

• Désinfection
Méthode qui consiste à prendre des mesures sanitaires pour maîtriser ou éliminer des agents infectieux présents sur un corps humain ou animal, sur une surface ou dans/sur des bagages, cargaisons, conteneurs, moyens de transport, marchandises et colis postaux par exposition directe à des agents chimiques ou physiques.

• Dispositif anti-retour
Dispositif mécanique installé sur une ligne d'eau ou une ligne d'évacuation et conçu pour empêcher le reflux d'un fluide en conditions de contre-pression. Dispositif de plomberie approuvé destiné à prévenir les retours d'eau habituellement utilisé dans les conduites de distribution d'eau potable lorsqu'il existe une connexion directe ou potentielle entre le réseau de distribution d'eau potable et d'autres liquides, mélanges ou substances provenant d'une source quelconque autre que ce réseau d'eau potable. Certains de ces dispositifs sont conçus pour fonctionner sous une pression d'eau constante, tandis que d'autres fonctionnent sans pression. Dans le modèle à clapet de retenue, le clapet doit être poussé dans un renfoncement lorsque la ligne fonctionne à plein débit, afin d'éviter une obstruction du débit.

• Eaux grises

Toutes les eaux usées, incluant les eaux d'évacuation des cuisines, lave-vaisselle, douches, blanchisseries, ainsi que les eaux d'évacuation de baignoires et de lavabos. Cela n'inclut pas les eaux noires ou les eaux de cale issues des locaux de machines.

• Eaux noires

Eaux usées provenant des toilettes, des urinoirs ou des installations médicales.

• Eau potable

Eau douce destinée à la consommation humaine, pour boire, se laver, se brosser les dents, prendre un bain ou se doucher ; destinée à l'utilisation dans un environnement de loisirs aquatiques en eau douce et dans l'hôpital du navire; destinée à la manipulation, la préparation ou à la cuisson des aliments ; au nettoyage des zones de stockage ou de préparation des aliments, des ustensiles et des équipements. L'eau potable, telle que définie par les Directives de qualité pour l'eau de boisson de l'OMS, ne présente aucun risque important pour la santé lorsqu'elle est consommée tout au long de la vie, même en tenant compte des variations de sensibilité au cours des divers âges de la vie.

• Eaux usées

Selon la définition mondialement reconnue telle que décrite par la Convention internationale, concernant la pollution de la mer par les navires (MARPOL 73/78) élaborée dans le cadre de l'Organisation maritime internationale, les eaux usées se définissent de la manière suivante :

- eau d'évacuation et autres déchets provenant de toute forme de sanitaires, urinoirs et dalots de toilettes ;
- eau d'évacuation provenant des locaux médicaux (dispensaire, infirmerie, etc.) par des cuvettes, cuves de lavage et autres dalots présents dans ce genre de locaux ;
- eau d'évacuation provenant des espaces dédiés aux animaux vivants (moyens de transport de bétail, etc.) ; ou
- toute autre forme d'eaux usées (eaux grises des douches, etc.) mélangée aux eaux d'évacuation définies ci-dessus.

• Équipements de protection individuelle (EPI)

Équipement utilisé pour créer une barrière de protection entre un travailleur et les dangers présents sur le lieu de travail.

• Espace de soins pour enfants

Local réservé aux activités liées aux enfants, où les enfants ne sont pas encore propres ou ont besoin d'aide pour utiliser les toilettes, et sont pris en charge par le personnel du navire.

• Espaces scellés

Espaces efficacement fermés, tous les joints, les raccords et les fissures ayant été rendus hermétiques aux insectes, aux rongeurs, aux suintements, aux infiltrations, ainsi qu'aux fragments de nourriture et autres débris.

• État Partie

Conformément au Règlement sanitaire international, les « États Parties » sont les États liés par la version révisée du Règlement sanitaire international (2005).5).

• Facilement amovible

Détachable de l'unité principale sans l'aide d'outils.

• Facilement nettoyable

Fabriqué avec un matériau, un fini et un design permettant le nettoyage facile et complet à l'aide des matériaux et méthodes classiques de nettoyage.

• Flashing

Le recouvrement ou coiffage des coins, des extrémités ou autres bordures exposées des matériaux anti-rongeurs acceptables situés dans les zones protégées contre les rongeurs. La bande de flashing doit être traitée anti-rongeurs et être suffisamment large pour couvrir solidement et de manière adéquate les bords rongeables.

• Halogénation

Dans ce contexte, ce terme fait référence à la désinfection à l'aide de désinfectants halogénés tels que le chlore, le brome ou l'iode, utilisés dans le traitement des eaux de loisir ou de l'eau potable afin de réduire la concentration de microorganismes pathogènes.

• Interconnexion

Toute connexion réelle ou potentielle non protégée ou tout aménagement structurel entre un réseau d'eau potable public ou personnel et une source ou un réseau autre pouvant permettre l'introduction, dans une partie quelconque du réseau d'eau potable, d'une eau usée, d'un liquide, d'un gaz industriels ou d'une substance quelconque autre que l'eau potable qui doit alimenter le réseau considéré. Sont considérés comme des interconnextions les aménagements de type bipasse, les raccords de type cavalier, les tronçons amovibles, les dispositifs pivotants ou inverseurs et autres dispositifs temporaires ou permanents pouvant permettre un retour d'eau.

• Joints, raccords et fissures

Endroits où les matériaux utilisés dans la fabrication de l'équipement de rejoignent ou s'imbriquent étroitement. Des matériaux de comblement appropriés peuvent être utilisés afin d'obtenir une fermeture optimale.

• Lame d'air

Distance verticale non obstruée présente entre la plus basse ouverture de tout tuyau ou robinet d'approvisionnement en eau d'un réservoir, d'un appareil sanitaire ou tout autre dispositif et le niveau de débordement du réceptacle ou de l'appareil récepteur. L'épaisseur de la lame d'air correspond normalement à deux fois le diamètre du tuyau ou du robinet d'alimentation, ou à au moins 25 mm.

• Libre pratique

Autorisation pour un navire d'entrer dans un port, d'embarquer ou de débarquer, de décharger ou de charger des cargaisons ou des provisions.

• Maladie

Pathologie humaine ou une affection, quelle qu'en soit l'origine ou la source, ayant ou susceptible d'avoir des effets nocifs importants pour l'être humain.

• Maladie transmissible

Toute maladie causée par des microorganismes pathogènes tels que bactéries, virus, parasites ou champignons. Ces maladies peuvent être transmises, directement ou indirectement, d'une personne à l'autre. Les zoonoses sont des maladies observées chez l'animal susceptibles d'entraîner une maladie en cas de transmission à l'homme.

• Matériaux anti-rongeurs acceptables

Matériaux dont la surface est traitée (« flashée ») pour résister aux rongeurs lorsque les bords sont exposés au rongement (les « bords rongeables »), mais susceptibles d'être envahis par les rats en l'absence de traitement des bords rongeables.

• Matériaux non-absorbants

Matériaux dont la surface est résistante à la pénétration de l'humidité.

• Navire
Bateau de navigation intérieure ou navire de mer effectuant un trajet international (RSI, 2005).

• Nettoyage
Élimination des souillures visibles ou des particules par une action mécanique, réduction de la population microbienne présente dans l'environnement par l'application de procédés chimiques, mécaniques ou thermiques pendant une période de temps donnée.

• Point d'entrée
Point de passage pour l'entrée ou la sortie internationales des voyageurs, bagages, cargaisons, conteneurs, moyens de transport, marchandises et colis postaux ainsi que des organismes et secteurs leur apportant des services à l'entrée ou à la sortie.

• Point focal national RSI
Centre national, désigné par chaque État Partie, devant à tout moment être à même de communiquer avec les points de contact RSI à l'OMS

• Portatif
Se dit d'un équipement qui est facile à démonter ou monté sur roulettes, glissières ou rouleaux ; qui est équipé d'un dispositif mécanique permettant son basculement en toute sécurité pour être nettoyé ; ou qui est facilement déplaçable par une seule personne.

• Raccord
Ligne de jonction apparente entre deux matériaux similaires ou dissemblables. Les soudures continues, meulées ou polies ne sont pas considérées comme des raccords.

• Réservoirs d'eau potable
Tous les réservoirs dans lesquels l'eau potable issue du soutage ou produite est stockée en vue de sa distribution et de son utilisation comme eau potable.

• Résistant à la corrosion
Capable de conserver les caractéristiques de surface d'origine malgré l'influence prolongée de l'environnement d'utilisation, notamment lors des contacts attendus avec des aliments et du recours normal aux agents de nettoyage et aux solutions désinfectantes. Les matériaux résistants à la corrosion doivent être non toxiques.

• Retour d'eau
Ecoulement d'eau ou d'autres liquides, mélanges ou substances dans les conduites de distribution d'un réseau d'approvisionnement en eau potable n'ayant pas la même origine que l'eau potable du réseau. Le siphonnage constitue une forme de retour d'eau.

• Risque pour la santé publique
Probabilité d'un événement qui peut nuire à la santé des populations humaines, plus particulièrement d'un événement pouvant se propager au niveau international ou présenter un danger grave et direct.

• Sac à matières contaminées
Sac utilisé pour confiner les déchets contaminés nécessitant une inactivation microbiologique appropriée avant d'être définitivement éliminés. Ces sacs doivent être jetables, imperméables à l'humidité et suffisamment solides pour résister à une déchirure ou à un éclatement dans des conditions normales d'utilisation et de manipulation.

• Siphonnage
Refoulement d'eaux usées, contaminées ou polluées en provenance d'un appareil sanitaire, d'une cuve ou d'une autre source vers un tuyau d'alimentation d'eau du fait d'une pression négative dans ce tuyau.

• Surfaces de contact alimentaire
Surfaces des équipements ou des ustensiles avec lesquelles les aliments entrent normalement en contact ; surfaces desquelles la nourriture est susceptible de s'évacuer, de goutter ou d'être projetée vers les surfaces habituellement en contact avec la nourriture. Il s'agit notamment des parties superficielles des machines à glaçons allant du toboggan à la cuve à glaçons.

• Surfaces de contact non alimentaire
Toutes les surfaces exposées (autres que les surfaces de contact alimentaire ou les zones d'éclaboussures) des équipements situés dans les zones de stockage, de préparation ou de service des aliments.

• Surfaces lisses
Surface de contact alimentaire exempte de piqûres et d'inclusions, avec une nettoyabilité supérieure ou égale à un fini n° 3 (granulométrie 100) sur un acier inoxydable.
Surface de contact non alimentaire d'un matériel qui est semblable à de l'acier laminé à chaud de qualité industrielle et exempte de calamine visible.
Pont, cloison ou plafond qui présente une surface plane ou uniforme sans rugosité ni saillies qui la rendraient difficile à nettoyer.

• Surveillance
Collecte, compilation et analyse systématique et continue de données à des fins de santé publique, et diffusion d'informations de santé publique en temps voulu à des fins d'évaluation et aux fins d'une action de santé publique, selon les besoins.

• Système d'alimentation en eau d'un navire
Équipements et installations de traitement de l'eau, réservoirs de stockage, ainsi que toute la tuyauterie et les installations présents à bord du navire.

• Traitement des eaux usées
Processus par lequel les contaminants sont extraits des eaux usées jusqu'à obtention de matière solide ou liquide pouvant être réutilisée ou rejetée dans l'environnement. Il s'agit d'une forme de gestion des déchets. Une fosse septique ou tout autre système de traitement des eaux usées installé sur site (biofiltration, etc.) peuvent être utilisés afin de traiter les eaux usées à proximité de l'endroit où celles-ci sont générées.
La méthode classique de traitement des eaux usées consiste à évacuer les eaux usées des sanitaires par un système de tuyaux vers un bac à eaux usées où elles sont dilacérées, décantées et fragmentées par une bactérie aérobie présente naturellement, puis désinfectées avant d'être évacuées en pleine mer. Il est important de garder à l'esprit qu'une utilisation excessive d'agents nettoyants et de désinfectant dans le réseau d'assainissement est susceptible de détruire la bactérie naturellement présente dans l'installation de traitement. Le processus aérobie nécessite de l'oxygène. Par conséquent, les aérateurs soufflent de l'air à l'intérieur du compartiment biologique. Des gaz toxiques sont alors susceptibles d'être produits au cours de ce processus.

• Turbidité
Teneur d'un liquide en matières qui le troublent , selon la quantité de particules en suspension. Typiquement mesuré en unités de turbidité néphélométrique (NTU).

• Urgence de santé publique de portée internationale
Événement extraordinaire dont il est déterminé, comme prévu dans le Règlement sanitaire international (2005):
• qu'il constitue un risque pour la santé publique dans d'autres Etats en raison du risque de propagation internationale de maladies ; et
• qu'il peut requérir une action internationale coordonnée.

• Vecteur
Insecte ou tout animal qui véhicule normalement un agent infectieux constituant un risque pour la santé publique.

• Vérification
Contrôle final permettant de s'assurer à nouveau que l'ensemble du système fonctionne en toute sécurité. La vérification peut être entreprise par le fournisseur, par une autorité indépendante ou par une combinaison des deux, selon le système administratif du pays en question. Elle comprend en général la recherche d'organismes indicateurs de pollution fécale et de substances chimiques dangereuses.

• Voyage international
a) Dans le cas d'un moyen de transport, un voyage entre des points d'entrée situés sur les territoires de plus d'un Etat, ou un voyage entre des points d'entrée situés sur le ou les territoires d'un même Etat si, pendant son voyage, le moyen de transport est en contact avec le territoire de tout autre Etat, mais uniquement pour ces contacts.
b) Dans le cas d'un voyageur, un voyage comportant l'entrée sur le territoire d'un Etat autre que le territoire de l'Etat d'où part le voyageur.

• Voyageur
Personne physique qui effectue un voyage international.

• Zone affectée
Lieu géographique pour lequel l'Organisation mondiale de la Santé a spécifiquement recommandé la mise en place de mesures sanitaires en vertu du Règlement sanitaire international (2005).

• Zones de manipulation des aliments
Toute zone dans laquelle des aliments sont entreposés, transformés, préparés ou servis.

• Zones de préparation des aliments
Toute zone dans laquelle des aliments sont transformés, cuisinés ou préparés pour les servir ensuite.

• Zones de présentation des aliments
Toute zone dans laquelle la nourriture est présentée aux passagers ou à l'équipage pour être consommée

• Zones de service des aliments
Toute zone dans laquelle des aliments sont présentés aux passagers ou aux membres d'équipage (à l'exclusion du service individuel en cabine).

• Zones de stockage des aliments
Toute zone dans laquelle les aliments ou des produits alimentaires sont entreposés.

ACRONYMES

CCA	Commission du Codex Alimentarius
CCSN	Certificat de contrôle sanitaire de navire
CECSN	Certificat d'exemption de contrôle sanitaire de navire
Certificat ISPP	Certificat international de prévention de la pollution par les eaux usées
CSN	Certificat sanitaire de navire
DQEB	Directives de qualité pour l'eau de boisson (Organisation mondiale de la Santé)
EPI	Équipements de protection individuelle
FAO	Organisation des Nations Unies pour l'Alimentation et l'Agriculture
FSP	Programme de sécurité alimentaire
GMIB	Guide médical international de bord (Organisation internationale du Travail, Organisation maritime internationale, Organisation mondiale de la Santé)
HACCP	Analyse des dangers - points critiques pour leur maîtrise
ISO	Organisation internationale de Normalisation
Manuel ISM	Manuel de gestion de la sécurité internationale
MEPC	Commission sur la protection de l'environnement marin
MFAG	Guide de soins médicaux d'urgence à donner en cas d'accidents dus à des marchandises dangereuses (Organisation maritime internationale)
NBH	Numération des bactéries hétérotrophes
OIT	Organisation internationale du Travail
OMI	Organisation maritime internationale
OMS	Organisation mondiale de la Santé
RSI	Règlement sanitaire international
UV	Ultraviolet

INTRODUCTION

Les Règles sanitaires internationales furent initialement adoptées en 1951. En 1969, celles-ci furent rebaptisées Règlement sanitaire international (RSI). L'objectif initial des Règles sanitaires internationales de 1951 était d'aider à surveiller et combattre six maladies infectieuses graves : choléra, peste, fièvre jaune, variole, fièvre récurrente et typhus. Au cours des 50 années suivantes, de nombreux développements ont affecté la transmission des maladies au niveau international, et notamment une évolution du trafic maritime international. Par conséquent, le 23 mai 2005, l'Assemblée mondiale de la Santé adopta une version révisée du RSI par la Résolution WHA58.3, qui fut mise en application le 15 juin 2007.

Dès le RSI 1951, le certificat de dératisation et le certificat d'exemption de la dératisation étaient des documents exigés dans le cadre des contrôles internationaux de santé publique pour les navires visitant les ports internationaux. Le certificat de dératisation permettait de réduire la diffusion internationale des maladies transmises par les rongeurs, et plus particulièrement la peste. Tous les navires effectuant des voyages internationaux étaient tenus de renouveler ce certificat tous les six mois et ce renouvellement exigeait que tous les secteurs du navire soient inspectés. Dans le RSI (2005), le certificat de dératisation et le certificat d'exemption de la dératisation furent définitivement remplacés par le certificat sanitaire de navire (CSN), de portée plus vaste, après 2007.

Le certificat sanitaire de navire du RSI (2005) joue un rôle d'une importance particulière dans la prévention et le contrôle des risques de santé publique à bord des navires effectuant des voyages internationaux. Il constitue un document reconnu à l'échelle internationale relatif aux conditions sanitaires à bord d'un navire, tout en limitant le nombre de contrôles supplémentaires requis pendant la période de validité du certificat (des inspections additionnelles étant néanmoins envisageables dans certaines circonstances).

Ce manuel a pour objectif d'être utilisé comme matériel de référence à l'attention des responsables des autorités portuaires, des régulateurs, des exploitants de navires et de toutes les autres autorités compétentes en charge de la mise en application du RSI (2005) dans les ports et à bord des navires. Le manuel se base sur les dispositions du RSI (2005) concernant l'inspection des bateaux et la délivrance des CSN. Celles-ci fournissent des indications quant à la préparation et la mise en œuvre de l'inspection, les informations à renseigner concernant les certificats et la mise en application des mesures de santé publique entrant dans le champ d'application du RSI (2005).[1]

1. Article 2 du RSI, objectif et champ d'application : « prévenir la propagation internationale des maladies, à s'en protéger, à la maîtriser, et à y réagir par une action de santé publique proportionnée et limitée aux risques qu'elle présente pour la santé publique, en évitant de créer des entraves inutiles au trafic et au commerce internationaux ».

CHAMP D'APPLICATION

Les certificats sanitaires de navire sont utilisés pour identifier et enregistrer tous les risques pour la santé publique existant dans les différents secteurs des navires (non limité aux rongeurs)[2]. Ils requièrent l'application de procédures détaillées et très complètes par un personnel formé aux problèmes de santé publique. Les dispositions du RSI (2005) à ce sujet incluent les Articles 20, 22, 23, 24, 25, 27, 28, 30, 31, 32, 33, 34, 35, 36, 37, 39, 40, 41, 42, 43, 44 et 45, ainsi que les Annexes 1, 3, 4 et 5.

Les certificats sanitaires de navire mettent en lumière les critères à prendre en compte au cours de l'inspection des différents secteurs du navire. Ils fournissent également des informations permettant de déterminer quelles mesures de santé publique doivent être adoptées afin de prévenir et de contrôler les risques pour la santé publique à bord, permettant par conséquent d'éviter la propagation de la maladie. Une fois l'inspection terminée, un nouveau CSN doit être délivré, qu'il s'agisse d'un certificat d'exemption de contrôle sanitaire de navire ou d'un certificat de contrôle sanitaire de navire, en fonction des résultats de l'inspection. Si l'inspection ne peut pas avoir lieu dans un port autorisé (liste disponible sur le site Internet de l'Organisation mondiale de la Santé [OMS]), le certificat existant peut être prolongé pour une durée maximale d'un mois (ceci doit également être fait dans un port autorisé). Comme stipulé dans le Règlement, lorsqu'un certificat sanitaire de navire est délivré, aucune distinction ne sera faite en termes de nationalité, de drapeau, de registre ou de propriété du navire.

La Partie A de ce document constitue une référence en termes de planification préalable à l'inspection et de dispositions administratives pour la délivrance du certificat d'exemption de contrôle sanitaire de navire ou du certificat de contrôle sanitaire de navire. Dans cette Partie A sont décrites les activités dont la responsabilité incombe aux représentants des autorités portuaires, ainsi qu'aux autorités de santé publique locales ou nationales. Ces activités permettent d'assurer le maintien de normes appropriées concernant l'inspection des navires et la délivrance des CSN.

La Partie B de ce document est un formulaire-type pour l'inspection et la délivrance des CSN. Elle décrit les secteurs à inspecter, les normes applicable en vigueur, les preuves pouvant être observées et les résultats d'échantillons susceptibles de constituer un risque pour la santé publique, la documentation à revoir avant, pendant et après le processus d'inspection, ainsi que les mesures de lutte et les actions correctives à mettre en place. Le format de ce formulaire-type suit le modèle de CSN du RSI (2005) présenté à l'Annexe 3. La Partie B peut également être utilisée en tant que matériel de référence pour les régulateurs, les exploitants de navires et les constructeurs de navires, et peut être utilisée comme check-list pour comprendre et évaluer l'impact sanitaire potentiel des projets incluant la conception de navires.

Ce document contient de nombreuses références concernant les problèmes de santé au travail pour les équipages des navires, tout autre événement ayant un impact sur la santé publique et les inspections applicables aux items de l'Annexe 3 du RSI. D'autres références concernent la prévention et le contrôle d'événements susceptibles de représenter un événement de santé publique de portée internationale (tel que définie dans le RSI).

2. L'Annexe 3 du RSI dresse une liste très complète des secteurs, des installations et des systèmes à inspecter dans la perspective de délivrer un certificat sanitaire de navire.

Ce Manuel aborde également des questions environnementales susceptibles de constituer des risques de santé publique (évacuation des eaux usées, des déchets et des eaux de ballast par les navires, etc.). Des sources de contamination nocive (autres que la contamination microbienne), telles que la contamination d'origine nucléaire, peuvent également être relevées sur les navires. Ce type de contamination est concerné par le RSI (2005) et les exigences de l'Article 39 et de l'Annexe 3 ; toutefois, les mesures de lutte spécifiques à mettre en œuvre sortent du champ d'application de ce Manuel, qui aborde uniquement l'adoption de mesures préliminaires de contrôle ainsi que la mobilisation d'agences et d'experts spécialisés pour répondre à tout incident radiologique détecté à bord d'un navire.

Pour résumer, les Parties A et B de ce document ont été élaborées pour aider les autorités portuaires compétentes à déterminer :

- les compétences recommandées pour le personnel responsable de l'inspection des navires en vue de délivrer les CSN ;
- les dispositions administratives nécessaires au recueil d'informations dans le cadre de l'organisation des inspections de navires et la délivrance des CSN ;
- les méthodes d'identification, d'évaluation et de maîtrise des risques pour la santé publique relatives aux navires, aux voyageurs, aux cargaisons ou au déchargement ;
- les procédures visant à empêcher une propagation internationale des maladies ;
- le recueil d'informations sur le CSN, et notamment concernant les actions requises à mettre en place par l'équipage du navire ou les autorités compétentes dans les futurs ports d'escale ;
- les exigences en matière de communication et de réponse à la survenue d'événements de santé publique, notamment les incidents et les urgences survenant à bord.

Le Guide d'hygiène et de salubrité à bord des navires (OMS, 2011) et le Guide médical international de bord (OMS, 2007) sont des ouvrages complémentaires à ce document, respectivement orientés vers la santé préventive et la santé curative à bord des navires.

PARTIE A : EXIGENCES DU SYSTÈME D'INSPECTION

1. Vue d'ensemble du cadre légal et politique

Depuis l'entrée en vigueur du Règlement sanitaire international (RSI) (2005) le 15 juin 2007, les autorités compétentes sont autorisées à exiger des navires effectuant des voyages internationaux le modèle de certificat sanitaire de navire (CSN) du RSI (e 3), qui couvre les risques pour la santé publique à bord ainsi que les inspections nécessaires et les mesures de lutte prises conformément au RSI (2005). Les autorités compétentes sont tenues de se référer à l'Annexe 3 CSN afin d'identifier et de recueillir toute preuve de contamination ou d'infection ou de tout autre risque pour la santé humaine dans les différents secteurs, installations ou systèmes, parallèlement à toute mesure de contrôle requise et devant être appliquée (telle qu'autorisée par le RSI) afin de contrôler les risques pour la santé publique.[1] Un CSN peut être exigé de tous les navires effectuant des voyages internationaux faisant escale dans un port d'un État Partie, qu'il s'agisse de navigation fluviale ou maritime.

Conformément au RSI (2005), les États Parties autorisent certains ports à inspecter les navires et à délivrer les certifications (ou leurs prolongations), ainsi qu'à proposer différents services associés et autres mesures de lutte, comme stipulé dans l'Article 20.3 et l'Annexe 1 du RSI (2005). Tout port autorisé à délivrer le certificat de contrôle sanitaire de navire (CCSN) doit avoir la capacité d'inspecter les navires, de délivrer les certificats et de mettre en place (ou de superviser la mise en place) des mesures de lutte sanitaire nécessaires. Les États Parties peuvent également autoriser les ports à délivrer le certificat d'exemption de contrôle sanitaire de navire (CECSN) ou à accorder des prolongations pour une durée maximale d'un mois aux exploitants de moyens de transport, si ceux-ci se trouvent dans l'incapacité de mettre en place les mesures requises dans le port dont il est question.

Le RSI (2005) exige des États Parties que ceux-ci s'assurent que tous les CSN soient délivrés conformément à l'Article 39 et à l'Annexe 3 du RSI.

Les États Parties doivent également communiquer à l'Organisation mondiale de la Santé (OMS) la liste de leurs ports autorisés à :

- délivrer des CCSN et à fournir les services associés, tels que mentionnés aux Annexes 3 (Exigences en matière de CSN) et 1B (Principales capacités requises des aéroports, ports et postes frontières désignés) du RSI (2005) ;
- délivrer uniquement les CECSN et accorder une prolongation d'un mois pour les CECSN ou CCSN, jusqu'à ce que le navire atteigne un port dans lequel le certificat peut être délivré.

Chaque État Partie est tenu d'informer l'OMS de tout changement de statut des ports mentionnés dans cette liste. L'OMS publie et met à jour une liste de ces ports autorisés, accompagnée d'informations supplémentaires. Cette liste est disponible sur le site Internet de l'OMS (RSI 2005) (http ://www.who.int/csr/ihr/portslanding/en).

Selon le RSI (2005), les CSN de chaque État Partie doivent être conformes au modèle de CSN fourni dans l'Annexe 3 du RSI. L'utilisation de ce modèle de certificat facilite le trafic maritime international, minimise les délais inutiles, contribue à la standardisation du processus d'inspection et permet une communication des risques uniforme et aisément identifiable.

Le format et le contenu des certificats doivent être conformes aux exigences du RSI (2005) ;

1. Selon le RSI (2005), un « risque pour la santé publique » se définit comme « la probabilité d'un événement qui peut nuire à la santé des populations humaines, plus particulièrement d'un événement pouvant se propager au niveau international ou présenter un danger grave et direct ». Ce concept central constitue la base de ces directives et, au même titre que d'autres définitions, joue un rôle important pour comprendre comment le processus d'inspection décrit dans ces pages permet d'atteindre les objectifs du RSI (2005).

les certificats non conformes au modèle sont susceptibles d'être considérés comme invalides par les autres autorités compétentes, ou d'être invalides selon le RSI (2005).

L'utilisation du modèle proposé n'impose aux navires aucune obligation autre que celles mentionnées par le RSI (2005).

Les CSN peuvent être utilisés comme outils de communication internationaux et seront habituellement délivrés dans des pays (ou des régions) autres que le pays ayant délivré le certificat. Par conséquent, les États Parties doivent délivrer et remplir les certificats en anglais ou en français.

2. Rôles et responsibilités

Les États Parties sont tenus de mettre en place toutes les mesures concrètes imposées par le RSI (2005), afin de faire en sorte que les exploitants de moyens de transport préservent en permanence les moyens de transport dont ils sont responsables exempts de sources d'infection ou de contamination, notamment de vecteurs et de réservoirs (RSI [2005] Article 24). La mise en place de mesures de lutte peut s'avérer nécessaire si des preuves de l'existence d'une source d'infection ou de contamination sont trouvées. Ces mesures peuvent être mises en œuvre par l'exploitant de moyens de transport (par l'équipage ou par une entreprise privée sous contrat) ou par les autorités compétentes. Les mesures de lutte mises en place doivent toujours être approuvées et supervisées par les autorités compétentes (habituellement les autorités portuaires).

Les CSN sont conçus pour permettre d'identifier, d'évaluer et de consigner tout risque pour la santé publique, et de mettre en place les mesures de lutte nécessaires, pendant que les navires sont au port. Les risques pour la santé publique peuvent être identifiés par le recueil de preuves épidémiologiques, par l'observation directe ou par le relevé de mesures (ou toute combinaison de ces trois approches). Les autorités compétentes doivent procéder à une évaluation des risques en termes de situation épidémiologique et de gravité des risques. Les mesures de lutte doivent être mises en place au point d'entrée, conformément aux conditions spécifiées par le RSI (2005).

Si des signes cliniques, des symptômes de maladie ou la présence d'une maladie, ainsi que des preuves factuelles de l'existence d'un risque pour la santé publique (notamment les sources d'infection et de contamination) sont observés à bord d'un navire effectuant un voyage international, les autorités compétentes devront considérer le navire comme affecté et pourront être amenées à :

- a) désinfecter, décontaminer, désinsectiser ou dératiser le moyen de transport, ou faire appliquer ces mesures sous leur supervision ; et
- b) décider au cas par cas de la méthode à employer pour maîtriser comme il convient le risque pour la santé publique, conformément au RSI. Toute méthode ou matériau recommandé par l'OMS devra être utilisé, à l'exception des cas où les autorités compétentes estiment que d'autres méthodes présentent un niveau équivalent de sécurité et de fiabilité (RSI [2005] Article 27.1).

Si les autorités compétentes aux points d'entrée sont dans l'incapacité de mettre en place les mesures de lutte exigées par l'Article 27 du RSI, le navire pourra néanmoins être autorisé à lever l'ancre, aux conditions suivantes :

- a) les autorités compétentes doivent, au moment du départ, tenir les autorités compétentes du prochain port d'entrée connu informées des éléments mentionnés au sous-paragraphe b) ; et

• b) dans le cas d'un navire, les signes constatés et les mesures de lutte devront être consignés dans le CCSN (RSI [2005] Article 27.2).

Par conséquent, les ports doivent avoir la capacité de soutenir les mesures de lutte adoptées dans le but d'éviter la propagation des maladies et des agents infectieux. De telles mesures incluent le nettoyage, la désinfection, la décontamination, la dératisation et la désinsectisation.

Un port mentionné sur la liste OMS des ports autorisés à délivrer des CSN doit disposer de personnel formé capable d'embarquer sur les navires, d'identifier tout risque significatif pour la santé publique et de mettre en place les mesures de lutte appropriées. Ainsi, les États sont tenus de mettre en place une formation reconnue au niveau national et des exigences en matière de compétences pour les agents de santé publique ou les responsables de l'hygiène environnementale chargés de la délivrance des CSN.

Sous réserve des dispositions de l'Article 43 du RSI (2005) ou de celles des accords internationaux applicables, la libre pratique ne peut être refusée, pour des raisons de santé publique, à un navire par les États Parties. En particulier, il ne peut être empêché de procéder à l'embarquement ou au débarquement, au déchargement ou au chargement de marchandises ou de ravitaillement, ni d'embarquer du carburant, de l'eau, de la nourriture et des provisions. Les États Parties peuvent subordonner l'autorisation de libre pratique à une inspection et, si une source d'infection ou de contamination est découverte à bord, à la désinfection, à la décontamination, à la désinsectisation ou à la dératisation du navire, ou à d'autres mesures nécessaires pour prévenir la propagation de l'infection ou de la contamination (RSI [2005] Article 28).

Si le risque pour la santé publique apparaît significatif ou si la preuve d'une potentielle propagation internationale de l'infection est établie, le point focal national RSI et les autorités sanitaires locales doivent immédiatement être alertés par l'autorité compétente.

2.1 Rôle de l'autorité compétente

L'autorité compétente en charge de l'instauration et de la mise en application des mesures sanitaires aux points d'entrée est tenue, conformément au RSI (2005) (Article 22), de :

- veiller à ce que les bagages, cargaisons, conteneurs, moyens de transport, marchandises et colis postaux et les restes humains au départ et en provenance de zones affectées soient maintenus dans un état tel qu'ils soient exempts de sources d'infection ou de contamination, notamment de vecteurs et de réservoirs ;
- veiller, dans la mesure du possible, à ce que les installations utilisées par les voyageurs aux points d'entrée soient maintenues dans de bonnes conditions d'hygiène et restent exemptes de sources d'infection ou de contamination, notamment de vecteurs et de réservoirs ;
- superviser la dératisation, la désinfection, la désinsectisation ou la décontamination des bagages, cargaisons, conteneurs, moyens de transport, marchandises, colis postaux et restes humains ou les mesures sanitaires appliquées aux personnes, conformément au RSI ;
- avertir les exploitants de moyens de transport, aussi longtemps à l'avance que possible, de leur intention d'appliquer des mesures de lutte à un moyen de transport, et leur fournir, le cas échéant, des informations écrites sur les méthodes à utiliser ;

- superviser l'enlèvement et l'élimination hygiénique de l'eau ou des aliments contaminés, ainsi que des excréments humains ou animaux, des eaux usées et de toute autre matière contaminée se trouvant à bord d'un moyen de transport ;
- prendre toutes les mesures possibles compatibles avec le RSI pour surveiller et empêcher le rejet par les navires d'eaux usées, de déchets, d'eau de ballast et d'autres matières potentiellement pathogènes qui pourraient contaminer l'eau d'un port, d'un fleuve ou d'un canal, d'un détroit, d'un lac ou d'une autre voie navigable internationale ;
- être responsable de la supervision des fournisseurs de services concernant les voyageurs, bagages, cargaisons, conteneurs, moyens de transport, marchandises et colis postaux et les restes humains aux points d'entrée, notamment de la conduite des inspections et des examens médicaux selon les besoins ;
- prévoir des dispositions d'urgence efficaces pour faire face à un événement imprévu affectant la santé publique ; et
- communiquer avec le point focal national RSI au sujet des mesures de santé publique pertinentes prises en application du RSI.

2.2 Rôle des exploitants de moyens de transport

Conformément au RSI (2005) (Article 24), les États Parties prennent toutes les mesures possibles compatibles avec le RSI pour assurer que les exploitants de moyens de transport :

- appliquent les mesures sanitaires recommandées par l'OMS et adoptées par l'État Partie ;
- informent les voyageurs des mesures sanitaires recommandées par l'OMS et adoptées par l'État Partie aux fins de leur application à bord ;
- maintiennent en permanence les moyens de transport dont ils sont responsables exempts de sources d'infection ou de contamination, notamment de vecteurs et de réservoirs. L'application de mesures destinées à éliminer les sources d'infection ou de contamination peut être exigée si des signes de leur présence sont découverts.

Le capitaine du navire doit s'assurer que tout éventuel cas de maladie indicative d'une pathologie de nature infectieuse, ou des éléments attestant l'existence d'un risque pour la santé publique à bord est signalé à l'autorité portuaire compétente à l'arrivée du navire, conformément à l'Article 28 et l'Annexe 3.

Selon l'Annexe 4 du RSI (2005), les exploitants de moyens de transport faciliteront :

- les inspections de la cargaison, des conteneurs et du moyen de transport ;
- les examens médicaux des personnes présentes à bord ;
- l'application des autres mesures sanitaires prévues dans le RSI ;
- la fourniture des informations de santé publique requises par l'État Partie.

Les exploitants de moyens de transport fourniront à l'autorité compétente des États Parties un certificat d'exemption de contrôle sanitaire, ou de contrôle sanitaire de navire en cours de validité et une déclaration maritime de santé (RSI [2005] Articles 37 et 39 ; Annexes 3, 4 et 8).

Concernant les maladies à transmission vectorielle, l'Annexe 5 du RSI (2005) indique les mesures particulières applicables aux moyens de transport et aux exploitants de moyens de transport.

2.3 Rôle des agents d'inspection

Le rôle de l'autorité compétente est de faire procéder à l'inspection des secteurs, systèmes et services à bord, de vérifier la mise en pratique de ces systèmes et services, de s'assurer des conditions sanitaires des secteurs inspectés et de recommander, le cas échéant, les actions correctives et les mesures à mettre en place. Toute mesure de lutte requise devra être notifiée sur le Rapport des Signes Constatés (voir Annexe 7 du présent document) et mènera à la délivrance d'un CCSN.

L'Annexe 3 du RSI (2005) définit les secteurs, systèmes et services soumis à inspection sur un moyen de transport. L'Annexe 1 du RSI (2005) exige que les États Parties fournissent les services d'un personnel qualifié aux points d'entrée pour l'inspection des moyens de transport, conduisent des programmes d'inspection et garantissent l'hygiène des services portuaires utilisés par les voyageurs, si indiqué. Afin d'être en mesure d'effectuer ces tâches, les agents d'inspection doivent démontrer leurs compétences dans les domaines suivants avant d'être affectés aux services d'inspection :

- L'évaluation des risques pour la santé publique (notamment l'efficacité des systèmes mis en place pour contrôler les risques) par l'observation directe et par le relevé de mesures effectuées à l'aide d'un équipement de test et d'échantillonnage. Cette évaluation doit être basée sur les informations fournies par les exploitants de moyens de transport, les agents ou le capitaine du navire : informations mentionnées sur la déclaration maritime de santé[2] ; communications avec le port concernant tout événement de santé publique survenu à bord avant l'arrivée du navire (RSI [2005] Article 28) ; informations concernant les voyageurs ; la situation sanitaire au port d'origine, pendant le transit et au port d'entrée ; et le recours à des équipements de protection individuels (EPI) et autres équipements associés.
- La compréhension de la manière dont les risques pour la santé publique dus à des agents microbiologiques, chimiques ou radiologiques affectent la santé humaine et peuvent être transmis aux individus via d'autres individus, la nourriture, l'air, l'eau, les déchets, les vecteurs, les fomites et l'environnement. La connaissance des mesures appropriées permettant de restreindre l'exposition aux radiations à des niveaux aussi bas que raisonnablement envisageable, si des risques d'irradiation sont identifiés ; et du protocole de recours à une aide professionnelle concernant la gestion des risques d'irradiation et leurs conséquences.
- L'utilisation de procédures opérationnelles concernant la notification, l'évaluation et la réponse, ainsi que les équipements et médicaments ; une connaissance des exigences environnementales en termes de taille et de type de moyen de transport ; et la connaissance des directives associées qui s'appliquent (OMS, Organisation internationale du Travail [OIT], Organisation maritime internationale [OMI], etc.).

3. Planification préalable à l'inspection et dispositions administratives pour la délivrance du certificat sanitaire de navire

Avant de définir un programme d'inspection, les procédures d'inspection et de délivrance des certificats ainsi que les dispositions administratives associées devront préalablement être mises en place.

2. Le capitaine du navire doit vérifier la situation sanitaire à bord du navire avant l'arrivée au port. Il doit également remettre à l'autorité compétente une déclaration maritime de santé dûment remplie, qui devra être contresignée par le chirurgien de bord (si un chirurgien est présent), à moins que l'autorité compétente ne requière pas de déclaration (inclure l'Article 37 et l'Annexe 8 ; voir Conseils techniques temporaires de l'OMS sur la gestion de cas de grippe pandémique (H1N1) 2009 à bord de navires).

3.1 Préparatifs généraux et dispositions administratives pour l'inspection des navires et la délivrance du certificat sanitaire de navire

3.1.1 Communication

- Mettre en place des procédures de notification, d'évaluation et de réponse aux événements de santé publique survenant à bord (apparition d'une maladie, sources d'infection et de contamination, incidents et urgences).
- Établir et maintenir en place des systèmes de communication, de reporting et de suivi, en coopération avec d'autres agences et départements clés, tels que le point focal national RSI et le système de veille sanitaire national.
- S'assurer que la liste des ports autorisés à délivrer les certificats reste à jour et facile d'accès ; inclure une liste tenue à jour des coordonnées des différents ports.
- Faire en sorte que les inspecteurs soient en mesure de communiquer clairement avec les exploitants des navires, les agents maritimes et leurs équipages.
- Obtenir et diffuser les informations appropriées à l'autorité compétente, aux moyens de transport et à leurs exploitants ou agents.
- Estimer le volume, la fréquence et le type de navires entrants.

3.1.2 Formation

- Élaborer et mettre en application des plans visant à identifier les besoins en termes de formation, les exigences minimales en termes de qualification et les critères de compétence.
- S'assurer que les inspecteurs peuvent délivrer les CSN, notamment en anglais
- Familiariser les inspecteurs avec les check-lists présentes dans ce document.
- Familiariser les inspecteurs avec toutes les procédures requises pour l'inspection des navires et la délivrance des CSN.
- S'assurer que les inspecteurs possèdent les connaissances requises des types de certificats définis dans ce document et du contenu légal du RSI (2005).
- Former les inspecteurs au déroulement probable d'une inspection, en fonction de la taille et du type de navire.

3.1.3 Equipement

- S'assurer que les outils et équipements requis pour l'inspection et pour la mise en œuvre des mesures de lutte, notamment les équipements de protection individuelle (EPI) et l'équipement d'échantillonnage, sont constamment disponibles et en bon état (voir la liste des EPI et équipements recommandés dans les Annexes 4 et 5 du présent document).
- S'assurer que les bons formulaires, les sceaux ou tampons uniques destinés à authentifier les certificats, ainsi que tout autre élément administratif, sont disponibles et en bon état.

3.1.4 Administration

- Élaborer et mettre en place un plan de gestion de haute qualité permettant le suivi, l'audit et l'évaluation des résultats d'inspection.
- Élaborer et mettre en place un système de contrôle administratif et de gestion des registres pour les certificats délivrés ; par exemple, mettre au point et tenir à jour un système de fichiers ou une base de données concernant les inspections effectuées et les certificats

délivrés. Le système devra être en mesure d'identifier toute déficience antérieure.

- Mettre en place un système de collecte des frais d'inspection définis.
- Préciser les secteurs du port dédiés à l'inspection des navires, pour en garantir la sécurité, l'adoption de mesures de lutte, si nécessaire, ainsi que les installations et services tels que listés dans l'Annexe 1B du RSI (2005).

3.2 Planification de l'inspection sur site

- Exiger et consigner les informations obtenues préalablement à l'arrivée du navire auprès de l'exploitant ou de l'agent maritime (c.-à-d. confirmation de l'heure d'arrivée, le mouillage, toute demande d'inspection, port précédent et port suivant, situation sanitaire à bord, identité et coordonnées de l'exploitant de moyens de transport ou de l'agent).
- En fonction des informations recueillies, procéder à une évaluation des risques pour la santé publique, et rassembler le personnel ainsi que l'équipement nécessaires à l'inspection.
- Préparer des informations claires sur les procédures d'inspection, disponibles dans un format pouvant être transmis à l'avance à un navire (brochure, etc.). Pour les inspections inopinées, ces informations ne devront pas être transmises à l'avance. Ces informations doivent inclure :

–une liste des documents exigés pour l'inspection ;
–la mention précisant qu'il est conseillé qu'une personne référente soit présente à bord ;
–la mention précisant qu'il est conseillé que tous les secteurs soient accessibles pour l'inspection, afin que celle-ci se déroule sans difficulté.

4. Mesures et procédures opérationnelles pour l'inspection des navires et la délivrance du certificat sanitaire de navire

Les inspections sont conçues afin de permettre de confirmer que les navires circulent en toute conformité avec les pratiques en vigueur concernant l'évaluation et le contrôle des risques sanitaires à bord.

Une inspection permet d'obtenir un instantané du fonctionnement d'un navire et de la manière dont ses systèmes sont mis en place et entretenus. L'agent d'inspection est tenu d'identifier les risques présentés par les activités effectuées à bord du navire, ainsi que l'efficacité de l'évaluation des risques et des mesures de lutte faite par le navire. Il conviendra d'évaluer la qualité des procédures opérationnelles et l'étendue de leur mise en application. Spécifiquement, l'inspection devra déterminer si l'exploitant du navire et/ou son capitaine ont identifié les risques pertinents, évalué les risques sanitaires et identifié les mesures de lutte appropriées pour gérer efficacement ces risques.

Concernant la délivrance des CSN, les ports sont tenus de disposer de personnel formé et disponible pour embarquer sur le navire, identifier tout risque significatif pour la santé publique et ordonner la mise en œuvre de mesures de lutte. Avant d'embarquer, les inspecteurs doivent se conformer à toutes les procédures administratives et techniques requises afin de garantir un accès efficace et sûr au navire. Ils doivent également suivre les procédures afin de garantir un niveau raisonnable de sécurité pendant que le navire est à quai, lors de l'embarquement et durant les inspections à bord.

Dans le cas où un nouveau certificat devrait être délivré, tous les secteurs doivent être inspectés. Les secteurs doivent être maintenus dans un état empêchant toute contamination croisée lors du processus d'inspection (par exemple, comme décrit dans l'Annexe 3).

Avant le début d'une inspection, le capitaine du navire doit, si possible, être informé de l'objectif de l'inspection, avoir été prié de préparer tous les documents requis et de fournir le nom d'une personne référente à bord, afin de faciliter l'inspection.

Une inspection inclut habituellement une discussion préliminaire avec l'exploitant ou l'agent maritime, ainsi qu'avec le capitaine, portant sur des points relatifs aux systèmes et aux procédures sanitaires du navire. Par ailleurs, les documents pertinents envoyés au capitaine ou à l'autorité compétente avant l'inspection doivent être examinés avant l'inspection.

Si les systèmes d'évaluation et de gestion des risques s'avèrent insatisfaisants, si les preuves d'une mise en œuvre sont insuffisantes, ou si des dangers potentiels non anticipés sont identifiés, l'inspecteur doit aborder ces points avec le capitaine à la fin de la visite d'inspection. La discussion pourra porter sur les précédents rapports d'inspection, les documents pertinents en cours de validité ainsi que toutes les activités relatives à la nourriture et à l'eau effectuées sur le navire.

Par conséquent, un résumé des points non-conformes au présent document ou à tout autre document technique associé (par exemple, le Guide OMS d'hygiène et de salubrité à bord des navires) devra être consigné par écrit par l'inspecteur sur le Rapport des Signes Constatés (voir Annexe 7). L'inspecteur devra également consigner les différentes recommandations faites ainsi que les délais de mise en œuvre attendus pour toute action corrective.

Si des mesures de lutte sont mentionnées sur le CCSN existant ou sur un Rapport des Signes Constatés existant (voir Annexe 7), l'inspecteur devra s'assurer que ces mesures ont bien été mises en œuvre.

Si les conditions dans lesquelles l'inspection et/ou les mesures de contrôle sont effectuées sont incompatibles avec l'obtention de résultats satisfaisants, l'autorité compétente devra consigner cette information sur le CCSN.

4.1 Examen de la documentation

Dans le cadre de l'inspection, des informations concernant le navire, sa cargaison et tout éventuel risque pour la santé publique sont requises ; toutefois, ces informations ainsi que les documents exigés de la part des exploitants de moyens de transport doivent être des informations de santé publique pertinentes.

Concernant ces documents sanitaires, il conviendra de se conformer aux exigences du RSI (2005) et des documents listés dans les autres accords internationaux, tels que les conventions OMI relatives à la protection de l'environnement et à l'hygiène en général (la convention internationale, concernant la pollution de la mer par les navires de 1973, modifiée par le protocole de 1978 [MARPOL] ; et la convention visant à faciliter le trafic maritime international de 1965, modifiée en 2006).

Afin d'aider le capitaine du navire à préparer l'inspection, une liste des documents exigés doit être envoyée à l'avance par les autorités nationales (par exemple, à l'attention de l'agent maritime) avant que l'inspecteur n'embarque sur le navire pour inspection.

La déclaration maritime de santé (voir le modèle fourni dans le RSI [2005] Annexe 8) contient des données de base concernant l'état de santé de l'équipage et des passagers pendant le voyage et à l'arrivée au port, et fournit des informations importantes concernant :

- l'identification du navire ;
- les ports d'escale des 30 derniers jours (à lister) ;
- tous les membres d'équipage et les passagers présents à bord au cours des 30 derniers jours (à lister) ;
- la validité du CSN existant et si une réinspection est requise ;
- les secteurs affectés ayant été inspectés.

Le CSN (voir le modèle fourni dans le RSI [2005] Annexe 3) liste tous les secteurs représentant un risque pour la santé publique et toutes les mesures de lutte à mettre en place.

Le certificat international de vaccination ou attestant l'administration d'une prophylaxie (contenu dans l'Annexe 6 du RSI [2005]) permet de vérifier que les membres d'équipage et les passagers ont reçu les vaccins exigés à l'entrée sur le territoire.

Les documents suivants, selon la liste de documents indiquée dans la Convention visant à faciliter le trafic maritime international de 1965 (modifiée en 2006), peuvent être exigés par l'autorité compétente dans le cadre d'une évaluation des risques pour la santé publique :

- Une Déclaration générale, précisant le type de navire, son nom, ainsi que son pavillon ; ce document contient également des informations importantes concernant les exigences du navire en termes de déchets et de résidus, d'installations de réception, ainsi qu'un bref récapitulatif du voyage ;
- Une déclaration de cargaison et une déclaration des provisions de bord, contenant des informations sur la cargaison (port de chargement et de déchargement, description des marchandises, etc.) ;
- Un manifeste de marchandises dangereuses, détaillant les informations sur les marchandises dangereuses (risque(s) subsidiaire(s), masse, emplacement à bord, etc.).

Les différents documents d'informations mentionnés ci-dessous peuvent être exigés, si nécessaire, pour l'évaluation des risques pour la santé publique :

- Des plans de gestion concernant, par exemple le ravitaillement en eau, la sécurité des aliments, l'extermination des nuisibles, les eaux usées et les déchets ;
- Un formulaire pour l'eau de ballast OMI A(868)20 ;
- Un registre médical de bord, consignant les informations sur les incidents survenus à bord du navire et susceptibles de constituer des événements de santé selon le RSI (2005) ;
- Une liste des médicaments, indiquant les types et quantité de médicaments contenus dans l'armoire à pharmacie ;
- Un rapport d'analyse de l'eau potable, fournissant les résultats de tous les examens microbiologiques ou des analyses chimiques réalisés sur l'eau potable à bord.

L'autorité compétente doit élaborer des protocoles et des procédures concernant la transmission des informations pré-arrivée et post-départ, dans le but de traiter efficacement les informations requises.

4.2 Processus d'inspection

L'inspection consiste en une observation des différents secteurs du navire. Lorsqu'un navire demande un nouveau certificat, tous les secteurs listés dans ce document (voir Annexe 3) doivent être inspectés. L'objectif principal de cette inspection est de confirmer que tous les points de contrôle ont été correctement identifiés et que toutes les mesures de lutte et les actions correctives appropriées ont été mises en œuvre.

Lors des inspections à bord ou dans les zones portuaires, les inspecteurs doivent être munis de badges d'identification et porter des vêtements et EPI appropriés, incluant entre autres gilet de sauvetage, casque et chaussures de protection, vêtements à haute visibilité, protections respiratoires et antibruit (oreilles), gants en caoutchouc, lunettes de protection, masques faciaux et combinaisons à usage unique, si nécessaire.

Avant le début de l'inspection, le navire devra avoir été préalablement identifié et autorisé par les autorités portuaires et l'exploitant de navire.

Généralement, l'inspecteur commence l'inspection par une présentation de l'équipe et définit les objectifs de l'inspection au capitaine du navire. L'inspecteur reçoit ensuite de la part de ce dernier les informations relatives aux conditions de fonctionnement et les règles de sécurité à bord. Cet échange doit avoir lieu dans un endroit privé, si possible. Le processus d'inspection est ensuite exposé dans les grandes lignes au capitaine, et la documentation disponible est ensuite examinée.

L'ordre dans lequel se déroule l'inspection (voir Annexe 3) est laissé à la discrétion de l'inspecteur. Toutefois, toute contamination croisée résultant de l'inspection doit être évitée. Par conséquent, l'hygiène personnelle de l'inspecteur, ainsi que la propreté de ses vêtements et de son état de santé, sont des éléments à prendre en considération.

Dans le cas où un nouveau certificat doit être délivré, tous les secteurs doivent être inspectés. Si les cales du navire sont utilisées, la cargaison doit également être inspectée, le cas échéant, notamment concernant la présence de vecteurs. Si l'équipe d'inspection est composée d'un nombre suffisant d'individus, les membres de l'équipe peuvent être assignés à différents secteurs pour l'inspection. L'objectif est de remplir tous les objectifs de l'inspection, en prenant en compte la disponibilité, le nombre d'inspecteurs, ainsi que la taille et le type du navire.

Les secteurs soumis à inspection, le type de preuves recherchées, les sources potentielles d'informations et les mesures de lutte appropriées à mettre en œuvre sont mentionnés dans les check-lists de ce manuel. Ce manuel peut aider à identifier les déficiences et les éléments de non-conformité avant de remplir le certificat.

4.3 Prélèvement d'échantillons

Le modèle de CSN proposé dans l'Annexe 3 du RSI (2005) comprend des colonnes destinées au recueil des « résultats d'échantillonnage » dans le cadre de l'inspection et informations associées. Toutefois, de tels échantillons peuvent ne pas être exigés pour chacune des inspections, menée dans le cadre du RSI. La décision de prélever un échantillon et de l'analyser dépend de différents facteurs tels que les circonstances particulières décrites dans les check-lists, les preuves identifiées par les inspecteurs, la nature de tout risque potentiel pour la santé publique, ainsi que le caractère adéquat, dans un contexte spécifique, des techniques habituelles d'inspection n'incluant pas le prélèvement d'échantillons. Par exemple, si le système d'eau potable froide atteint des températures dépassant les 25 °C, le risque de contamination par la Legionella augmente. Par conséquent, cette température doit déclencher un prélèvement d'eau.

Des sources de contamination nocive, autre que microbienne (sources chimiques ou radioactives, etc.) peuvent également être trouvées à bord des navires. Les méthodes d'échantillonnage concernant ces contaminants sont décrites dans le Guide OMS d'hygiène et de salubrité à bord des navires.

Si certains résultats d'analyse d'échantillons sont encore attendus, le certificat doit être délivré, avec la mention « résultats en attente » notée sur le certificat.

En général, lorsque des signes cliniques ou des symptômes de maladie sont présents ou lorsque des preuves de risques pour la santé publique (notamment les sources d'infection et de contamination) sont trouvées à bord, ou encore quand un risque pour la santé publique est clairement identifié, l'autorité compétente détermine les mesures de santé publique appropriées à mettre en œuvre afin d'atteindre un niveau de contrôle approprié. Les méthodes ou matériaux recommandés par l'OMS pour ces mesures doivent être utilisées, sauf si l'autorité compétente estime que d'autres méthodes sont également sûres et fiables.

4.4 Délivrance des certificats

Les CECSN et les CCSN sont constitués de deux parties : a) le modèle de certificat, qui présente les différents secteurs clés du navire, pour l'inspection ; et b) les références jointes concernant les systèmes de gestion de la nourriture, de l'eau, des déchets, des piscines et des spas, ainsi que les installations médicales ou autres, susceptibles de nécessiter une inspection plus poussée, en fonction de la taille et du type de navire. Le Rapport des Signes Constatés peut être utilisé afin de répertorier les preuves relevées et les mesures indiquées.

Après l'inspection, l'inspecteur devra en rendre compte au capitaine avant de délivrer le CSN. Des délais suffisants devront être accordés au capitaine ou à son représentant pour pouvoir apporter des solutions aux déficiences constatées et pour récupérer les documents requis, avant de remplir le certificat. En fonction des éléments recueillis lors de l'inspection permettant de vérifier l'adéquation des mesures sanitaires, un certificat CECSN ou CCSN sera délivré (voir l'instrument de décision du RSI [2005] Article 39, Annexe 2).

Instructions pour remplir le certificat :

- Rayer la mention inutile (CECSN ou CCSN) dans l'en-tête.
- Remplir les informations requises dans les deux tableaux (nom du navire, pavillon, etc.).
- Choisir le tableau approprié (à gauche : CECSN, à droite : CCSN).
- Remplir toutes les cases dans toutes les colonnes.
- Écrire lisiblement et utiliser un vocabulaire cohérent avec celui des check-lists de ce manuel.
- Utiliser le Rapport des Signes Constatés en cas de manque d'espace pour écrire sur le CSN.
- Signaler les secteurs non concernés par l'inspection en notant « N/A ».
- Utiliser les mots « aucun » ou « néant » pour les secteurs dans lesquels aucune preuve n'a été relevée.
- Lister les documents examinés.
- Utiliser les mots « aucun » ou « néant » si aucun document n'a été examiné.
- Indiquer clairement si des résultats d'échantillons ont été examinés en précisant « oui ou « non ».
- Indiquer si les résultats d'échantillons ne sont pas encore disponibles en notant « en attente des résultats d'échantillons ».
- Signer (en identifiant l'inspecteur), dater et tamponner le certificat.
- S'assurer que tous les certificats sont lisibles.
- S'assurer que l'anglais fait partie des langues utilisées sur le certificat.

En cas de réinspection sur un navire en possession d'un certificat valide, un Rapport des Signes Constatés doit être joint au certificat original afin d'y consigner toute nouvelle information. La pièce jointe doit être mentionnée sur le certificat original, de préférence par un tampon, comme illustré dans la Section 4.4.4, incluant la signature de l'inspecteur. La pièce jointe doit également faire référence au document original.

4.4.1 Certificat de contrôle sanitaire de navire

Un CCSN est délivré en cas de détection à bord de preuves d'un risque pour la santé publique, notamment de sources d'infection et de contamination, et lorsque les mesures de lutte appropriées ont été mises en œuvre. Le CCSN permet de consigner les preuves recueillies, les mesures de lutte prises, ainsi que les échantillons prélevés et les résultats correspondants (si applicable) ; si nécessaire, un Rapport des Signes Constatés peut y être joint.

Si les conditions dans lesquelles les mesures de lutte sont prises sont telles que, selon l'opinion de l'autorité compétente, un résultat satisfaisant ne peut pas être obtenu dans le port où l'inspection a été menée, l'autorité compétente en fait mention sur le certificat. Cette note fait mention de toutes les preuves trouvées à bord de risques pour la santé publique et de toute mesure de lutte requise à mettre en œuvre au prochain port d'escale. Si le navire est autorisé à lever l'ancre, l'autorité compétente doit informer, au moment du départ du navire, le prochain port d'escale par un moyen de communication rapide (e-mail, fax, téléphone, etc.) du type de preuves recueillies et des mesures de lutte requises. Ces procédures s'appliquent tout particulièrement dans des contextes où le risque pour la santé publique est susceptible de se propager à l'échelle internationale ou s'il représente un danger grave et direct pour la santé des populations humaines.

Toute preuve identifiée de l'existence de risques pour la santé publique, toute mesure de lutte requise ou toute mention « En attente des résultats d'échantillons » susceptible de conduire à la délivrance d'un CCSN, devra être documentée sur le certificat, le cas échéant.

4.4.2 Certificat d'exemption de contrôle sanitaire de navire

Conformément au RSI (2005), l'autorité compétente peut délivrer un certificat d'exemption de contrôle sanitaire de navire si elle a la conviction que le navire est exempt d'infection et de contamination, notamment de vecteurs et de réservoirs. Un tel certificat n'est normalement délivré que si l'inspection du navire a été effectuée alors que le navire et les cales étaient vides ou ne contenaient que du lest ou d'autre matériel de telle nature ou disposé de telle façon qu'une inspection complète des cales était possible (RSI [2005] Article 39).

En dépit de l'existence d'un CECSN valide ou d'une prolongation, une inspection peut toutefois être requise dans différentes circonstances, conformément au RSI (2005), Articles 23, 27 et Annexe 4 (par exemple, si la pré-évaluation a révélé l'existence de signes d'un risque pour la santé publique).

4.4.3 Prolongation du certificat sanitaire de navire

Les CECSN et CCSN ont une validité de six mois maximum. Cette période peut être prolongée d'un mois si l'inspection ou les mesures de lute ne peuvent être mises en œuvre au port. Toutefois, si l'état d'un navire constitue un grave risque de propagation de maladies, les procédures de désinfection, décontamination, désinsectisation, dératisation, ou toute autre mesure visant à prévenir la propagation de l'infection ou la contamination, devront être mises en œuvre au prochain point d'entrée. Au moment du départ, l'autorité compétente doit informer l'autorité compétente du prochain point d'entrée de toute preuve recueillie et des mesures de lutte requises.

Une prolongation permet à un navire d'atteindre un port où l'inspection et les mesures de lutte nécessaires pourront être mises en œuvre, en évitant d'avoir à voyager avec un certificat arrivé à expiration.

Une prolongation peut être accordée jusqu'à 30 jours avant la date d'expiration du CSN existant. Toutefois, le CSN ne peut pas être prolongé de plus de 30 jours après sa date d'expiration (RSI [2005] Article 39).

L'utilisation d'un « tampon de prolongation », similaire au modèle ci-dessous, est recommandée afin de mettre en place une norme commune aux différentes autorités compétentes. Placer le tampon sur le certificat en cours.

PROLONGATION

La validité de ce certificat est prolongée jusqu'au ___/___/____(jj/mm/aaaa)

(max. 30 jours après la date d'expiration) par l'autorité compétente du

Port de XXXXXX

Date et signature : ________________

4.4.4 Rapport des Signes Constatés

Le Rapport des Signes Constatés (voir Annexe 7) peut être utilisé pour documenter des preuves de risques pour la santé publique relevées au cours d'une inspection, ainsi que pour les mesures de lutte ou les actions correctives préconisées. Les mots « requis » et « recommandé » sont utilisés, en fonction des éléments observés, des échantillons testés et des documents examinés. L'inspecteur soumet ensuite le CSN, ainsi que le Rapport des Signes Constatés joint, au capitaine du navire. Toute utilisation d'un formulaire de rapport devra être mentionnée sur le CSN. L'utilisation d'un « tampon de pièce jointe » similaire au modèle ci-dessous est recommandée afin de mettre en place une norme commune aux différentes autorités compétentes.

VOIR PIECE JOINTE

Un document a été joint à ce certificat par l'autorité compétente du

Port de XXXXXXXXXX.

Ce document comporte ____ pages

Date et signature : _ _ _ _ _ _ _ _ _ _ _

Certaines mesures de lutte visant à éviter la propagation de la maladie et de contrôler un danger grave et direct existant doivent être mises en œuvre immédiatement. Toute mesure de lutte requise entraîne automatiquement la délivrance d'un CCSN.

En fonction de l'évaluation des risques conduite par l'autorité compétente au cours de l'inspection, l'équipage et l'exploitant de moyens de transport doivent se conformer à toute autre éventuelle recommandation en termes de mesures préventives visant à éviter des risques potentiels.

Les normes internationales et règlements en vigueur servent de base pour définir les mesures de lutte désignées comme des mesures « requises » ou « recommandées ». Lorsque le verbe « devoir » est utilisé concernant une mesure dans les articles et compte-rendus correspondants des conventions, normes et règlements internationaux, la mesure est considérée comme requise. Par exemple, la convention (n° 68) sur l'alimentation et le service de table (équipage des navires) spécifie les dispositions concernant l'approvisionnement en nourriture et le service de table, visant à garantir la santé et le bien-être des équipages de navire. Cette mesure est associée au verbe « devoir » et entraîne donc la mention « requise ».

Différents articles parus dans des revues scientifiques évoquent des preuves de risques pour la santé publique entraînant des urgences de santé publique aux points d'entrée ou dans les moyens de transport. Les conséquences de tels événements justifient des mesures spécifiques visant à contrôler la contamination et l'infection. Ces articles constituent une base scientifique permettant de déterminer quelles mesures sont requises. Par exemple, des cas de survenue massive de maladies souvent causées par des pathogènes résultant d'un mauvais contrôle de la température dans la chaîne alimentaire ont été documentés. Par conséquent, la mise en œuvre de mesures préventives concernant le contrôle de la température dans les sources, la préparation, le traitement et le service de la nourriture est cruciale. De telles mesures sont par conséquent identifiées comme étant des mesures requises.

Certaines mesures s'inspirent des meilleures pratiques internationales pour atteindre leur objectif de contrôler toute infection ou contamination de manière efficace.

4.4.5 Moyens de transport affectés et certificat de contrôle sanitaire de navire

Conformément aux Articles 27 et 39 du RSI (2005), un moyen de transport devra être considéré comme affecté dans les cas suivants :

- En l'absence d'un CECSN ou CCSN en cours de validité ;
- En présence de signes cliniques ou de symptômes de la maladie et s'il existe des informations concernant l'existence avérée ou supposée, sur la base de faits ou de signes, d'un risque pour la santé publique, notamment toute source d'infection ou de contamination.

Dans ces circonstances, un moyen de transport est considéré comme affecté même s'il est en possession d'un CECSN ou d'un CCSN en cours de validité.

Si l'autorité compétente est dans l'incapacité de mettre en œuvre les mesures de lutte requises, ou si les mesures de lutte s'avèrent inefficaces, cela devra être clairement mentionné sur un document joint au certificat (par exemple, sur le Rapport des Signes Constatés, voir Annexe 7). La pièce jointe devra contenir des informations détaillées concernant les faits ou les signes de risques pour la santé publique ainsi que les mesures de lutte requises. Ce document devra clairement être signalé comme étant une pièce jointe au certificat original et faire l'objet d'un référencement croisé par date et port de délivrance, par exemple (voir Annexe 2).

Après une réinspection du navire au port d'escale suivant qui permet de vérifier que les mesures de lutte requises par l'autorité compétente du précédent port ont été mises en œuvre, et que l'efficacité de ces mesures a été validée, des notes devront être consignées à ce sujet sur la pièce jointe. Le navire ne sera alors plus considéré comme un moyen de transport affecté, conformément à l'Article 27 du RSI (2005), sauf si d'autres risques pour la santé publique ont été découverts lors de la réinspection. La date initiale de validité du certificat d'exemption demeure inchangée, à moins qu'une inspection complète ne soit effectuée et qu'un nouveau certificat soit délivré, avec l'accord du capitaine du navire.

5. Mesures de lutte

Une fois que les risques pour la santé publique ont été identifiés sur la base des informations disponibles ou des preuves recueillies, l'autorité compétente doit définir les mesures de lutte appropriées et examiner l'adéquation des mesures de lutte déjà en place. Les risques pour la santé publique peuvent être contrôlés par un grand nombre de moyens différents. L'autorité compétente doit mettre en œuvre des mesures de lutte rationnelles et réalisables, en fonction de l'évaluation du risque. La mise en œuvre de mesures inutiles ou excessives doit être évitée. De plus, l'évaluation des options de lutte disponibles devra tenir compte des ressources techniques à disposition et viser des coûts raisonnables.

Si un risque pour la santé publique existe, les mesures de contrôle permettant de réduire ce risque à un niveau acceptable devront être identifiées. L'exploitant de moyens de transport a la responsabilité de contrôler tout risque présent à bord. Néanmoins, l'autorité compétente est tenue de proposer son aide, dans la limite du raisonnable, afin d'identifier les mesures de lutte adéquates.

Les mesures de lutte contre tout risque pour la santé publique à bord des navires ne peuvent être mises en œuvre qu'une fois que toutes les parties-clés (le capitaine, l'exploitant de moyens de transport ou l'agent maritime, ou les autorités portuaires impliquées dans l'activité concernée) ont été informées des méthodes envisagées. Les activités critiques, telles que la désignation des secteurs portuaires pour la quarantaine des navires suspectés de transporter un risque pour la santé publique, doivent être identifiées à l'avance, en collaboration avec l'opérateur du port, responsable des mouvements de navires. Le calendrier de mise en œuvre des travaux à effectuer doit être confirmé auprès des membres responsables de la supervision de l'équipage et devra être noté pour toute action corrective mise en œuvre.

Les méthodes suggérées pour la détection et l'évaluation des risques pour la santé publique à bord des navires (dans la Partie B de ce document) se basent sur les informations fournies par les directives existantes, les experts des États Parties de l'OMS, les organisations internationales et l'industrie du transport maritime.

La désinsectisation, la décontamination, la dératisation, la désinfection et toute autre procédure sanitaire mise en œuvre conformément au RSI (2005) devront être conduites de manière à éviter de causer un traumatisme et, autant que possible, une gêne aux personnes. De même, tout dommage environnemental susceptible d'affecter la santé publique, les bagages, les cargaisons, les conteneurs, les moyens de transport, les marchandises ou les colis postaux devra être évité (RSI [2005] Annexe 4B.1). Autant que possible, les installations utilisées par les voyageurs aux points d'entrée sont maintenues dans de bonnes conditions d'hygiène et restent exemptes de sources d'infection ou de contamination, notamment de vecteurs et de réservoirs (RSI [2005] Article 22.2). Ces mesures doivent être initiées et réalisées sans délai, et mises en œuvre de manière transparente et non-discriminatoire (RSI [2005] Article 42).

6. Autres documents et accords internationaux pertinents

Si le présent document se focalise sur les dispositions du RSI (2005), d'autres documents et accords internationaux abordent également des thèmes associés, tels que la sécurité et le confort de l'équipage, ainsi que certains aspects opérationnels, comme la facilitation, la communication, la pollution maritime, et la sûreté et la sécurité des navires et des ports. Ces documents et accords incluent également ceux ayant été adoptés sous les auspices de l'OIT et de l'OMI. Ces documents internationaux doivent être compatibles, et évidemment en synergie, avec le RSI (2005). Quoi qu'il en soit, le RSI (2005) stipule que le RSI et tous les autres documents doivent être interprétés de manière compatible. Un certain nombre de ces documents et accords sont mentionnés, le cas échéant, dans certaines parties du présent manuel.

Conformément au RSI (2005), et sous réserve du paragraphe précédent, aucune disposition du présent Règlement n'interdit aux États Parties qui ont certains intérêts communs du fait de leur situation sanitaire, géographique, sociale ou économique de conclure des traités ou arrangements distincts pour faciliter l'application du présent Règlement, notamment en ce qui concerne :

- L'échange direct et rapide d'informations de santé publique entre des territoires voisins de différents États Parties ;
- Les mesures sanitaires applicables concernant le trafic côtier international et le trafic international dans les eaux relevant de leur compétence ;
- Les mesures sanitaires applicables dans des territoires contigus de différents États Parties et sur leurs frontières ;
- L'organisation du transport des membres d'équipage, passagers ou restes humains affectés à l'aide d'un moyen de transport spécialement adapté ;
- La dératisation, la désinsectisation, la désinfection, la décontamination ou tout autre traitement conçu pour rendre les marchandises exemptes d'agents pathogènes.

Le RSI (2005) précise également que, sans préjudice de leurs obligations découlant du présent Règlement, les États Parties qui sont membres d'une organisation d'intégration économique régionale appliquent les règles communes en vigueur au sein de cette organisation dans le cadre de leurs relations mutuelles.

PARTIE B : CHECK-LISTS POUR L'INSPECTION DES NAVIRES

Secteur 1 Quartiers

Introduction

L'exploitant est responsable du maintien d'un environnement sûr à bord du navire, pour l'équipage comme pour les passagers. De même que le RSI (2005) et les autres accords internationaux applicables doivent être interprétés de manière à assurer leur compatibilité (Article 57), les quartiers des membres de l'équipage doivent être conformes aux exigences définies par les conventions OIT existantes sur le logement des équipages, l'alimentation et le service de table. Pour les navires construits avant juillet 2006, tous les logements destines aux équipages doivent se conformer à la Convention n°92 sur le logement des équipages à bord des navires (révisée) et la Convention n°133 sur le logement des équipages de 1970. Pour les navires construits après juillet 2006, les logements doivent être conformes aux exigences de la Convention du travail maritime de 2006.

Normes et recommandations internationales

OIT, Convention du travail maritime 2006

1. Article IV, Droits en matière d'emploi et droits sociaux des gens de mer, paragraphe 3 : Tous les gens de mer ont droit à des conditions de travail et de vie décentes à bord des navires ; paragraphe 4 : Tous les gens de mer ont droit à la protection de la santé, aux soins médicaux, à des mesures de bien-être et aux autres formes de protection sociale ;
2. Règle 3.1, Logement et loisirs.

Convention n° 92 sur le logement des équipages à bord des navires (révisée en 1949)

La Convention de 1949 sur le logement des équipages (révisée) précise les exigences en termes de postes de couchage, de réfectoires, de salles de loisirs, de ventilation, d'éclairage et d'installations sanitaires à bord des navires.

Convention n° 133 sur le logement des équipages, 1970

Recommandation OIT 140 sur le logement des équipages (climatisation), 1970

Convention OIT n°147 sur la marine marchande (normes minima), 1976

Risques principaux

Facteurs contribuant à la survenue de risques pour la santé publique à bord des navires, à savoir la conception, la construction, la gestion et l'exploitation des quartiers.

Examen de la documentation

- Plans de construction des installations sanitaires et de la ventilation.
- Procédures et registres de nettoyage.
- Plans de construction montrant comment les contaminations croisées sont évitées dans les zones propres et les zones contaminées spécifiées.
- Tests de fumée au niveau des échappements et au niveau des prises d'air situées à proximité des échappements.

Références

Conventions internationales

OIT, Convention du travail maritime 2006.

Littérature scientifique

Barker J, Stevens D, Bloomfield SF (2001). Spread and prevention of some common viral infections in community facilities and domestic homes. Journal of Applied Microbiology, 91(1):7–21.

Black RE et al. (1981). Handwashing to prevent diarrhea in day-care centers. American Journal of Epidemiology, 113(4):445–451.

Carling PC, Bruno-Murtha LA, Griffiths JK (2009). Cruise ship environmental hygiene and the risk of norovirus infection outbreaks: an objective assessment of 56 vessels over 3 years. Clinical and Infectious Diseases, 49:1312–1317.

Centers for Disease Control and Prevention (2001). Influenza B virus outbreak on a cruise ship—Northern Europe, 2000. Morbidity and Mortality Weekly Report, 50:137–140.

Centers for Disease Control and Prevention (2002). Outbreaks of gastroenteritis associated with noroviruses on cruise ships—United States. Morbidity and Mortality Weekly Report, 51:1112–1115.

Centers for Disease Control and Prevention (2003). Norovirus activity—United States, 2002. Morbidity and Mortality Weekly Report, 52:41–45.

Chimonas MA et al. (2008). Passenger behaviors associated with norovirus infection on board a cruise ship—Alaska, May to June 2004. Journal of Travel Medicine, 15:177–183.

Corwin AL et al. (1999). Shipboard impact of a probable Norwalk virus outbreak from coastal Japan. The American Journal of Tropical Medicine and Hygiene, 61:898–903.

Cramer EH, Blanton CJ, Otto C (2008). Shipshape: sanitation inspections on cruise ships, 1990–2005, Vessel Sanitation Program, Centers for Disease Control and Prevention. Journal of Environmental Health, 70:15–21.

Depoortere E, Takkinen J (2006). Coordinated European actions to prevent and control norovirus outbreaks on cruise ships. Euro Surveillance: European Communicable Disease Bulletin, 11:E061018.

Enserink M (2006). Infectious diseases. Gastrointestinal virus strikes European cruise ships. Science, 313:747.

Hansen HL, Nielsen D, Frydenberg M (2002).Occupational accidents aboard merchant ships. Occupational and Environmental Medicine, 59(2):85–91.

Herwaldt BL et al. (1994). Characterization of a variant strain of Norwalk virus from a foodborne outbreak of gastroenteritis on a cruise ship in Hawaii. Journal of Clinical Microbiology, 32:861–866.

Ho MS et al. (1989). Viral gastroenteritis aboard a cruise ship. The Lancet, 2:961–965.

Lang L (2003). Acute gastroenteritis outbreaks on cruise ships linked to Norwalk-like viruses. Gastroenterology, 124:284–285.

Lawrence DN (2004). Outbreaks of gastrointestinal diseases on cruise ships: lessons from three decades of progress. Current Infectious Disease Reports, 6:115–123.

O'Neill HJ et al. (2001). Gastroenteritis outbreaks associated with Norwalk-like viruses and their investigation by nested RT-PCR. BMC Microbiology, 1:14.

Verhoef L et al. (2008). Multiple exposures during a norovirus outbreak on a river-cruise sailing through Europe, 2006. Euro Surveillance: European Communicable Disease Bulletin, 13(24) pii:18899.

Widdowson MA et al. (2004). Outbreaks of acute gastroenteritis on cruise ships and on land: identification of a predominant circulating strain of norovirus—United States, 2002. Journal of Infectious Diseases, 190:27–36.

Codes du secteur	Résultats de l'inspection : preuves recueillies, résultats des échantillons, documents examinés	Mesures de lutte et actions correctives	Requis	Recommandé
		1.1 Construction		
1.1.1 ☒	Surfaces et installations incorrectement scellées ou difficiles à nettoyer.	Les quartiers doivent être construits dans des matériaux facilement scellables ou nettoyables.		☒
1.1.2 ☒	Quartiers construits dans des matériaux inappropriés créant des conditions favorables à une potentielle infestation par des vecteurs de maladies.	Tous les quartiers doivent être préservés de toute entrée de vecteurs de maladies.		☒
1.1.3 ☒	Absence de fenêtre ou système de ventilation inadapté, affectant la santé des occupants.	Un système de ventilation approprié ou des fenêtres équipées de filtres doivent être mis en place, particulièrement dans les chambres et dans les salles de restauration, afin d'éviter toute propagation de maladies. Ajuster la ventilation en fonction du climat de la région dans laquelle le navire se trouve.		☒
1.1.4 o	Absence de système de chauffage.	Installer un système de chauffage approprié.		o
1.1.5 o	Chambres pour l'équipage ou les passagers construites dans des matériaux inférieurs.	Fournir des chambres séparées construites en acier ou autre matériau approuvé ; les chambres doivent être étanches à l'eau et au gaz.		o
1.1.6 o	Absence de toilettes pour les membres d'équipage.	Fournir des toilettes aux membres d'équipage, dans leurs quartiers ou dans un bloc sanitaire commun à l'extérieur de leurs quartiers individuels.	o	
1.1.7 o	Absence de salles de bain ou de douches.	Équiper les chambres d'une salle de bain privative ou commune, incluant des toilettes.		o
1.1.8 o	Absence de système d'évacuation ou système d'évacuation insuffisamment efficace pour répondre à la demande.	Installer un système d'évacuation suffisamment efficace pour répondre à la demande.		o
1.1.9 o	Portes et fenêtres extérieures non protégées contre les vecteurs.	Aux endroits où cela est possible, mettre en place des mesures visant à assurer une filtration efficace contre l'entrée de vecteurs de maladies.		o
		Construire des portes s'ouvrant sur l'extérieur et se fermant automatiquement.		o
		Fournir des supports d'informations sur les mesures de protection préventives individuelles.		o
1.1.10 o	Calibre de la maille des moustiquaires insuffisamment petit (soit maximum 1,6 mm)	Installer des moustiquaires dont la maille est d'un calibre inférieur ou égal à 1,6 mm.		o
1.1.11 o	Absence d'un espace suffisamment ventilé entre les toilettes, les quartiers et les espaces alimentaires.	Modifier la construction des toilettes pour permettre une ventilation par l'air extérieur (prévention des contaminations croisées).		o
1.1.12 o	Les bouches d'évacuation des blocs sanitaires sont physiquement connectés aux systèmes d'approvisionnement en air, ou les deux systèmes sont trop proches l'un de l'autre.	Corriger la construction ou la conception de manière à ce que l'air évacué des sanitaires ou autres espaces ne soit pas connecté aux systèmes d'approvisionnement en air.		o

Codes du secteur	Résultats de l'inspection : preuves recueillies, résultats des échantillons, documents examinés	Mesures de lutte et actions correctives	Requis	Recommandé
		1.2 Équipement		
1.2.1 ☒	Absence d'installation pour le lavage des mains, ou installations inappropriées.	Mettre en place des installations de lavage des mains adaptées (comprenant savon liquide, essuie-mains, etc.).		☒
		Fournir des supports d'information sur l'hygiène personnelle, ainsi qu'une signalisation et un programme de sensibilisation à l'attention de l'équipage concernant l'utilisation des blocs sanitaires et l'importance de se laver les mains.		☒
1.2.2 ☒	Blocs sanitaires insuffisamment équipés.	Équiper les blocs sanitaires de dispositifs de séchage des mains (de préférence des serviettes en papier jetables), de distributeurs de papier toilette et savon liquide ou en doses individuelles.	☒	
1.2.3 ☒	Rangement inadéquat des effets personnels, créant des conditions favorables à une contamination croisée.	Fournir un espace de rangement suffisant pour les effets personnels, ou les remiser dans les quartiers individuels.		☒
		1.3 Nettoyage et maintenance		
1.3.1 o	Absence de programme de nettoyage et de maintenance, ou inadéquation de celui-ci.	Mettre en place un programme de nettoyage et de maintenance approprié.		o
1.3.2 o	Médiocres conditions d'hygiène (présence de poussière, de déchets, de vecteurs de maladies).	Instaurer un planning de nettoyage et de désinfection.	o	
1.3.3 o	Contamination par des produits chimiques ou autres agents.	Mettre en application des mesures de décontamination.	o	
1.3.4 o	Fuites ou débordements des toilettes, ou existence d'une interconnexion.	Préserver le bloc sanitaire de toute fuite ou débordement.	o	
1.3.5 o	Maintenance médiocre du système de chasse d'eau des toilettes.	Préserver l'état du système de chasse d'eau des toilettes.		o
1.3.6 o	Présence de draps et tissus sales.	Prévoir une blanchisserie convenablement équipée pour le traitement du linge sale, le stockage et la distribution (définition claire des circuits de linge propre et de linge sale).		o
1.3.7 o	Preuves de la présence de vecteurs de maladies ou de réservoirs.	Mise en œuvre d'une désinfection et application de mesures adéquates de désinsectisation et de dératisation.	o	
		Réparer ou remplacer les surfaces ou les installations afin de garantir leur pérennité, un fonctionnement conforme à celui initialement prévu, pour permettre un nettoyage aisé et pour prévenir toute infestation vectorielle.		o
		1.4 Éclairage		
1.4.1 o	Éclairage naturel ou artificiel insuffisant.	Fournir un éclairage artificiel lorsque la lumière naturelle n'est pas suffisamment disponible.		o
		1.5 Ventilation		
1.5.1 o	Preuves de la présence de souillures et de débris dans les systèmes de chauffage ou de refroidissement, ou médiocre qualité de l'air.	Déplacer les systèmes de climatisation et de chauffage afin de faciliter le nettoyage et la désinfection.		o

Secteur 2 Cuisines, offices et zones de service

Introduction

Les principaux facteurs de risque susceptibles de contribuer à la survenue d'épidémies d'origine alimentaire à bord des navires sont principalement associés au contrôle de la température des denrées périssables, aux individus affectés manipulant la nourriture, aux contaminations croisées, au traitement thermique des denrées périssables, aux matières premières contaminées et à l'utilisation d'eau non-potable dans les cuisines. Certaines maladies sont susceptibles d'être transmises d'un pays à l'autre par le biais d'agents infectieux ou de contaminants à cause du manque de mesures de lutte adéquates à bord. Par conséquent, une détection de la contamination dans les sources de la nourriture, sa préparation et sa transformation, ainsi que dans le cadre du service de la nourriture dans les restaurants et les carrés, est cruciale dans la prévention et le contrôle des maladies d'origine alimentaire.

Normes et recommandations internationales

Commission du Codex Alimentarius (CCA)

Le Codex Alimentarius est un recueil de normes alimentaires créé en 1963 par l'Organisation des Nations Unies pour l'Alimentation et l'Agriculture (FAO) et l'OMS. Les normes sont présentées de manière uniformisée. Le Codex inclut également des conseils sous la forme de codes de procédure standards, directives et autres mesures recommandées permettant d'atteindre les objectifs du Codex Alimentarius (CCA 1995 ; 1997a, b ; 1999 ; 2003). Les directives de la CCA fournissent d'importantes informations sur les règles basiques de sécurité sanitaire des aliments, auxquelles il sera fait référence tout au long de cette section.

OIT, Convention du travail maritime 2006

Règle 3.2, Alimentation et service de table, paragraphe 2 : Tout Membre doit veiller à ce que les navires qui battent son pavillon se conforment aux normes minimums standards suivantes : b) un aménagement et un équipement du service de cuisine et de table qui permettent de fournir aux gens de mer des repas convenables, variés et nutritifs, préparés et servis dans des conditions d'hygiène satisfaisantes ; et c) un personnel de cuisine et de table convenablement formé ou ayant reçu l'instruction nécessaire.

Le règlement contient également d'autres exigences et directives relatives à une manipulation correcte des aliments et à l'hygiène.

Convention OIT (n°68) sur l'alimentation et le service de table (équipage des navires), 1946

Article 5 : Chaque Membre doit maintenir en vigueur une législation sur l'alimentation et le service de table visant à sauvegarder la santé et à assurer le bien-être des équipages des navires mentionnés à l'article premier.

Cette législation doit exiger :

a) un approvisionnement en vivres et en eau satisfaisant – compte tenu de l'effectif de l'équipage ainsi que de la durée et du caractère du voyage – quant à la quantité, à la valeur nutritive, à la qualité et à la variété ;

b) un aménagement et un équipement du service de cuisine et de table à bord de tout navire qui permettent de fournir des repas convenables aux membres de l'équipage.

Article 6 : La législation nationale doit prévoir un système de contrôle par l'autorité compétente :

a) des provisions de vivres et d'eau ;

b) de tous les locaux et équipements utilisés pour l'emmagasinage et la manipulation des vivres et de l'eau ;

c) de la cuisine et de toute autre installation utilisée pour la préparation et le service des repas ;

d) des aptitudes professionnelles des membres du personnel de cuisine et de table pour lesquels des qualifications déterminées sont exigées par ladite législation.

Article 7 : La législation nationale ou, en l'absence d'une telle législation, des contrats collectifs passés entre employeurs et travailleurs, doivent prévoir, à des intervalles de temps déterminés, l'inspection à la mer, par le capitaine, ou par un officier spécialement désigné par lui à cet effet, accompagné d'un membre responsable du personnel de cuisine et de table :
a) des provisions de vivres et d'eau ;
b) de tous locaux et équipement utilisés pour l'emmagasinage et la manipulation des vivres et de l'eau, ainsi que de la cuisine et de toute autre installation utilisée pour la préparation et le service des repas.
Les résultats de chaque inspection doivent être consignés par écrit.

Système d'analyse des dangers - points critiques pour leur maîtrise (HACCP)

HACCP est un système permettant d'identifier et de surveiller les points critiques de contrôle dans la chaîne de fabrication des aliments et la distribution, et notamment leurs sources ainsi que les stocks. Au niveau de ces points critiques, un contrôle est essentiel afin de prévenir, d'éliminer ou de réduire tout danger, et de mettre en place des actions correctives. Les plans ou programmes de sécurité alimentaire (FSP) sont tenus de s'assurer de la sécurité des aliments fournis. Typiquement, le FSP est basé sur le système HACCP.

Risques principaux

Les maladies d'origine alimentaire sont associées au chargement d'aliments de mauvaise qualité. Toutefois, même si les aliments chargés sont sains, rien ne garantit que ceux-ci restent sains pendant le stockage, la préparation, la cuisson et le service se déroulant à bord. Les principaux risques en termes de sécurité des aliments dans les cuisines, les offices et autres zones de service sont les suivants :

- Risques biologiques (bactéries, virus, champignons et parasites)
  Un risque biologique survient lorsqu'une bactérie, un virus, des moisissures, des levures ou des parasites contaminent les aliments. Ces organismes sont couramment associés à l'être humain et aux produits bruts apportés sur les sites de préparation des aliments. Par conséquent, les ingrédients bruts présents dans les cuisines constituent un important facteur de risque. La durée de stockage et la température de la nourriture, ainsi que la connaissance et la mise en application des pratiques d'hygiène par les personnes manipulant les aliments à bord des navires, jouent également un rôle important en termes de sécurité des aliments.
- Risques chimiques (agents nettoyants, etc.)
  La contamination chimique des aliments peut survenir par inadvertance de façon « naturelle » avant son chargement ou pendant sa transformation (utilisation inappropriée de produits chimiques nettoyants ou de pesticides, etc.). Parmi les exemples d'agents chimiques survenant naturellement, on citera notamment les mycotoxines (aflatoxine, etc.), les scombrotoxines (histamine), les ciguatoxines et les toxines dans les crustacés.
- Équipements et ustensiles
  Les équipements et ustensiles entrant en contact avec les aliments sont conçus et fabriqués de manière à s'assurer que, lorsque c'est nécessaire, ils puissent être nettoyés, désinfectés et réparés de manière adéquate, et ce afin d'éviter toute contamination des aliments. Les équipements et les conteneurs sont typiquement fabriqués à l'aide de matériaux sans effet toxique, dans le cadre d'une utilisation appropriée. Lorsque c'est nécessaire, les équipements doivent être résistants et déplaçables, ou démontables afin de permettre la réparation, le nettoyage, la désinfection, le suivi et la recherche de vermines.

Examen de la documentation

- Planning et registres de nettoyage.
- Historique des achats effectués et documentation disponible à bord concernant les sources alimentaires (conditionnement ou toute autre identification mentionnée sur l'emballage, ou fiche d'identification produit).
- Registre des aliments entrants ou sortants.
- Plans de construction du système de drainage.
- Précédents rapports d'inspection.
- Registres de surveillance des vermines, incluant des informations concernant leur observation.
- Registres de température pour le stockage des aliments, registres de refroidissement et relevés thermométriques.

Références

International conventions

OIT, Convention du travail maritime 2006

Littérature scientifique

Addiss DG et al. (1989). Outbreaks of diarrhoeal illness on passenger cruise ships, 1975–85. Epidemiology and Infection, 103:63–72.

Berkelman RL et al. (1983). Traveler's diarrhea at sea: two multi-pathogen outbreaks caused by food eaten on shore visits. American Journal of Public Health, 73:770–772.

Boxman IL et al. (2009). Environmental swabs as a tool in norovirus outbreak investigation, including outbreaks on cruise ships. Journal of Food Protection, 72:111–119.

Cliver D (2009). Control of viral contamination of food and environment. Food and Environmental Virology, 1:3–9.

Couturier E et al. (2009). Cluster of cases of hepatitis A with a travel history to Egypt, September-November 2008, France. Euro Surveillance: European Communicable Disease Bulletin, 14(3) pii:19094.

Cramer EH, Blanton CJ, Otto C (2008). Shipshape: sanitation inspections on cruise ships, 1990–2005, Vessel Sanitation Program, Centers for Disease Control and Prevention. Journal of Environmental Health, 70:15–21.

Cramer EH, Gu DX, Durbin RE (2003). Diarrheal disease on cruise ships, 1990–2000: the impact of environmental health programs. American Journal of Preventive Medicine, 24:227–233.

Cramer EH et al. (2006). Vessel sanitation program environmental health inspection team. Epidemiology of gastroenteritis on cruise ships, 2001–2004. American Journal of Preventive Medicine, 30(3):252–257.

Herwaldt BL et al. (1994). Characterization of a variant strain of Norwalk virus from a foodborne outbreak of gastroenteritis on a cruise ship in Hawaii. Journal of Clinical Microbiology, 32:861–866.

Hobbs BC, Colbourne MJ, Mayner PE (1975).Food hygiene and travel at sea. Postgraduate Medical Journal, 51:817–824.

Lawrence DN et al. (1979). Vibrio parahaemolyticus gastroenteritis outbreaks aboard two cruise ships. American Journal of Epidemiology, 109:71–80.

Lew JF et al. (1991). An outbreak of shigellosis aboard a cruise ship caused by a multiple-antibiotic-resistant strain of Shigella flexneri. American Journal of Epidemiology, 134:413–420.

Mouchtouri VA et al. (2008). Surveillance study of vector species on board passenger ships, risk factors related to infestations. BMC Public Health, 8:100.

Rooney RM et al. (2004). A review of outbreaks of foodborne disease associated with passenger ships: evidence for risk management. Public Health Reports, 119(4):427–434.

Said B et al. (2009). Hepatitis E outbreak on cruise ship. Emerging Infectious Diseases, 15:1738–1744.

Sasaki Y et al. (2006). Multiple viral infections and genomic divergence among noroviruses during an outbreak of acute gastroenteritis. Journal of Clinical Microbiology, 44:790–797.

Snyder JD et al. (1984). Outbreak of invasive Escherichia coli gastroenteritis on a cruise ship. American Journal of Tropical Medicine and Hygiene, 33:281–284.

Waterman SH et al. (1987). Staphylococcal food poisoning on a cruise ship. Epidemiology and Infection, 99(2):349–353.

Directives et normes

OMS, Système d'analyse des risques - points critiques pour leur maîtrise (HACCP) (http://www.who.int/foodsafety/fs_management/haccp/en/)

Code d'usages international recommandé - Principes généraux d'hygiène alimentaire, CCA/RCP 1-1969, Rev. 4-2003. CCA.

Codes du secteur	Résultats de l'inspection : preuves recueillies, résultats des échantillons, documents examinés	Mesures de lutte et actions correctives	Requis	Recommandé
		2.1 Examen des documents et des pratiques		
2.1.1 ☒	Aucun plan de sécurité alimentaire, aucun règlement écrit ni aucun support d'information (documents et signalisation) sur la préparation des aliments, leur manipulation et leur service.	Élaborer et mettre en place un plan de sécurité alimentaire, basé sur les principes HACCP, en termes d'origine, de préparation, de service, de rôles et de responsabilités.		☒
		Afficher des règlements écrits et des supports d'information (documents et signalisation) concernant la manipulation et la fabrication d'aliments, le lavage des mains et l'hygiène, dans des endroits visibles ou près des cuisines.		☒
2.1.2 ☒	Le registre médical de bord indique qu'un membre d'équipage affecté par une maladie contagieuse est retourné au travail dans les cuisines moins de 48 heures après la disparition totale des symptômes, ou la présence d'autres maladies transmissibles affectant l'équipage.	Les personnes manipulant les aliments, ou les membres d'équipage employés en cuisine, présentant des symptômes de maladie gastrointestinale ne participeront à aucune tâche liée à la préparation des aliments dans un délai de 48 heures minimum après la disparition des symptômes.	o	
		Réévaluer la situation en termes de maladie transmissible.	o	
2.1.3 o	Aucun programme ou planning de nettoyage en routine.	Définir des procédures écrites concernant l'hygiène, l'entretien et la maintenance. Fournir des supports d'information (documents, vidéos, manuels, signalisation) à l'équipage.	o	
		Rédiger un manuel de formation et mettre en place une supervision renforcée de la mise en application du programme.	o	
2.1.4 o	Pas de registre de température pour les marchandises réceptionnées, les congélateurs, les chambres froides, les températures de conservation ou de préparation. Absence de thermomètre calibré.	Mettre en place des registres de température pour les congélateurs et unités servant au stockage des aliments chauds ou froids. Tenir des registres de contrôle des températures et d'étalonnage des temps de cuisson pour les thermomètres alimentaires.	o	
2.1.5 o	Aucun plan de gestion des déchets ou programme d'entretien.	Prévoir et mettre en œuvre un plan de gestion des déchets afin de prévenir les odeurs et les nuisances, de minimiser l'arrivée de vecteurs, d'éviter la contamination de la nourriture et la pollution de l'environnement. Mettre en place des plannings et des registres d'entretien.	o	
2.1.6 o	Aucun programme de formation à la sécurité des aliments ni aucun document attestant de la formation reçue par l'équipage.	Concevoir et mettre en place un programme de formation et tenir un registre de formation.		o
		2.2 Équipement, ustensiles et matériaux		
2.2.1 o	Poste de lavage des mains absent ou mal équipé	Équiper au moins un poste de lavage des mains dédié, de préférence dans le secteur de la cuisine, avec du savon, un moyen de séchage des mains (de préférence des serviettes en papier jetables) et une poubelle pour les serviettes jetables.	o	
		Afficher une signalisation indiquant la localisation du poste de lavage des mains, et précisant la technique adéquate de lavage des mains, ainsi que la durée requise de lavage des mains.	o	

Codes du secteur	Résultats de l'inspection : preuves recueillies, résultats des échantillons, documents examinés	Mesures de lutte et actions correctives	Requis	Recommandé
2.2.2 ☒	Évier multi-usages utilisé pour la préparation des aliments sans nettoyage ni désinfection appropriés.	Installer des éviers dédiés à la préparation de la nourriture dans le maximum de secteurs, en fonction des besoins et dans la mesure du possible, à savoir : dans toutes les salles de préparation de la viande, du poisson et des légumes ; dans les chambres froides et les garde-manger ; et dans tout autre secteur dans lequel l'équipage lave ou trempe des aliments. Fournir au minimum un évier dédié uniquement à la préparation des aliments.	☒	
		Désinfection, aseptisation et nettoyage stricts de l'évier avant toute préparation d'aliment, notamment si un seul évier est disponible.	☒	
2.2.3 ☒	Surfaces de contact alimentaire, ustensiles et équipements non-résistants à la corrosion et non-absorbants.	Remplacer les matériaux des surfaces de contact alimentaire par des matériaux résistants, lisses, facilement nettoyables, non-absorbants, non-toxiques et traités anticorrosion.	☒	
2.2.4 o	Absence de portes étanches ou autre fermeture de protection (ou dysfonctionnement).	Installer ou réparer les portes étanches ou toute autre fermeture de protection des réservoirs de glace, des présentoirs à aliments et tout autre équipement contenant des aliments ou de la glace, et ce afin d'éviter la contamination des produits stockés.		o
2.2.5 o	Conteneurs à déchets inadaptés (non anti-rongeurs, non-étanches ou non-absorbants ; difficiles à nettoyer).	Utiliser du matériel et des conteneurs anti-rongeurs, étanches, non-absorbants et faciles à nettoyer.		o
2.2.6 o	Couvercles des conteneurs à déchets absents ou non fermés.	Dans la mesure du possible, garder fermés tous les couvercles dans les zones de manipulation des aliments pendant la préparation des aliments, le service de la nourriture et les opérations de nettoyage.	o	
		2.3 Installations		
2.3.1 o	Signe d'une utilisation d'eau non-potable dans les cuisines, les offices et les zones de stockage des aliments.	Connecter les éviers au système d'eau potable.	o	
2.3.2 o	La construction de certains équipements, certaines zones ou surfaces rend difficiles les opérations de nettoyage et entraîne l'arrivée des vecteurs et l'amoncellement des résidus alimentaires.	Construire des zones, des surfaces et des équipements résistants et faciles à nettoyer, et s'assurer d'une évacuation correcte.	o	
2.3.3 o	Absence de lieux de stockage de l'eau potable et de la glace pour utilisation dans les aliments ou les boissons, ou lieux de stockage inadaptés.	Prévoir des lieux adaptés pour le stockage et la distribution d'une quantité suffisante d'eau potable.	o	
2.3.4 o	Évacuation de l'évier directement connectée au système de collecte des eaux usées.	Modifier l'évacuation de l'évier par une connexion indirecte au système de collecte des eaux usées (coupure anti-retour, etc.) afin d'empêcher toute remontée des eaux usées.	o	
2.3.5 o	Absence de système de ventilation (condensation excessive, etc.), ou système inadapté.	Repenser, réinstaller les systèmes de ventilation et assurer leur maintenance et leur nettoyage. S'assurer que les jalousies ou les grilles à registre dans les terminaux de ventilation sont facilement amovibles pour nettoyage.	o	
2.3.6 o	Niveaux d'éclairage insuffisants.	Apporter un éclairage artificiel si l'éclairage naturel est insuffisant pour permettre une évaluation convenable des conditions sanitaires.	o	

Codes du secteur	Résultats de l'inspection : preuves recueillies, résultats des échantillons, documents examinés	Mesures de lutte et actions correctives	Requis	Recommandé
2.3.7 o	Éclairages non protégés au-dessus des zones de préparation des aliments.	Réparer les éclairages ou en installer de nouveaux, afin d'éviter que les aliments soient contaminés par le verre cassé.	o	
2.3.8 o	Absence de toilettes réservées aux membres d'équipage manipulant la nourriture, ou toilettes non accessibles.	Équiper des espaces dédiés, appropriés et hygiéniques avec des toilettes, des installations de lavage et séchage des mains, et une quantité suffisante de savon. S'assurer que ces installations ne débouchent pas directement sur les cuisines ou toute autre zone de manipulation des aliments.		☒
		Équiper de manière adéquate les vestiaires destinés aux membres d'équipage manipulant les aliments ; inclure des placards de stockage des vêtements, si possible.		☒
2.3.9 o	Les postes de salles à manger, plans de travail et zones situées sous les équipements ou dans les parties techniques, ne sont pas construits à base de matériaux durs, résistants, et non-absorbants.	Équiper les postes de service des salles de restauration de surfaces de travail non-absorbantes, dures et résistantes (granit ou marbre scellé, etc.). Prévoir une distance de sécurité d'au moins 61 cm depuis l'angle de du poste de service. Les surfaces situées derrière les comptoirs de service, sous les équipements et dans les parties techniques doivent être composées de matériaux durs, résistants et non-absorbants (carrelage, résine d'époxy ou acier trempé, etc.).	o	
		Une remontée résistante d'un rayon minimum de 10 mm, ou un concept ouvert >90°, doit faire partie intégrante de l'interface entre le pont et la cloison, ainsi qu'à la jonction entre les ponts et les bases des installations. L'acier inoxydable, ou toute autre remontée, doit être installé de manière sécurisée, et doit également être d'une épaisseur suffisante pour être résistant.	o	
2.3.10 o	Surfaces de contact alimentaire non lisses ou ébréchées, fêlées, cassées, effritées, comportant des inclusions ou autres imperfections ; présentant des angles internes aigus, des coins ou des crevasses ; ou difficilement accessibles pour nettoyage et inspection.	Réparer ou remplacer les surfaces et les équipements endommagés afin de s'assurer qu'ils sont non-toxiques, résistants, traités anticorrosion, non-absorbants, de finition lisse et faciles à nettoyer, de manière à prévenir toute contamination croisée.	o	
		Nettoyer, appliquer des mesures d'aseptisation, de désinsectisation ou de dératisation là où les vecteurs sont présents.	o	
2.4 Transformation des aliments				
2.4.1 o	Signes d'une maîtrise insuffisante de l'hygiène des mains (le même employé charge la vaisselle sale et sort la vaisselle propre, mais ne se lave pas correctement les mains entre les deux tâches, etc.).	Se laver régulièrement les mains, notamment entre deux tâches différentes.	o	
2.4.2 o	Signes de contamination croisée entre les aliments cuits et les aliments crus.	Utiliser des ustensiles et des planches à découper distincts pour la préparation des aliments crus et celle des aliments prêts à consommer. Nettoyer et désinfecter les surfaces de contact alimentaire, la vaisselle et les ustensiles à chaque changement d'utilisation entre aliments crus et aliments prêts à consommer.	o	
		Nettoyer et désinfecter les zones de contamination croisée avant la préparation de la nourriture. Créer des zones de stockage et de préparation distinctes pour les aliments crus et les aliments prêts à consommer.	o	

Codes du secteur	Inspection results: evidence found, sample results, documents reviewed	Mesures de lutte et actions correctives	Requis	Recommandé
2.4.3 ☒	La nourriture dans les congélateurs est clairement altérée, recongelée, ou partiellement congelée (visible par appui du doigt).	Réparer ou changer les congélateurs ne permettant pas le maintien à l'état congelé des aliments.	o	
		Jeter tous les aliments altérés, recongelés, partiellement congelés, ou tout autre aliment stocké à des températures inadéquates.	o	
2.4.4 ☒	Les denrées périssables sont stockées à des températures inappropriées pour le type ou la classe d'aliments concernés. En cas d'utilisation d'un contrôle horaire, aucune explication ou documentation sur des périodes de plus de 6 heures.	Maintenir des températures correctes pour le stockage des denrées périssables afin d'empêcher la température des aliments d'atteindre la zone dangereuse de croissance microbienne : •Placer les aliment tenus au chaud dans un appareil prévu à cet effet à la température minimum de 62.8 °C (145 °F) et maintenir cette température autant que nécessaire. •Réchauffer les denrées périssables cuites et refroidies dans un appareil prévu à cet effet jusqu'à ce que toutes les parties de l'aliment aient atteint une température minimale de 74 °C (165 °F). Maintenir cette température autant que nécessaire. •Stocker les denrées périssables et les boissons à une température inférieure ou égale à 4 °C (40 °F), hormis au cours de la préparation ou si l'aliment va être servi immédiatement après la préparation. Lorsque de tels aliments sont stockés sur de longues périodes, une température de 4 °C (40 °F) est recommandée. •Stocker en routine les fruits et les légumes dans des chambres froides.	o	
2.4.5 ☒	Trousse de premiers secours non accessible.	S'assurer que la trousse de premiers secours est facilement accessible dans les zones de manipulation des aliments, et que des membres d'équipage formés sont désignés pour prendre en charge ces incidents de premiers secours.		o
2.4.6 ☒	Les personnes manipulant les aliments ou les membres d'équipage employés en cuisine présentent des coupures ou des plaies non pansées.	Appliquer des pansements imperméables sur les plaies. Porter des gants jetables en cas de plaie infectée ; mettre en place un traitement médical immédiat.	o	
2.5 Système de contrôle sanitaire				
2.5.1 ☒	Registres de températures pour les unités servant au stockage des aliments chauds ou froids non mis à jour, ou inspection révélant que les registres de températures sont inexacts.	Effectuer un contrôle régulier de la température dans les unités servant au stockage des aliments chauds ou froids. Tenir un registre des températures et enregistrer correctement toute modification.		o
2.5.2	Thermomètres relevant la température de l'air ambiant et thermomètres à sonde absents ou fonctionnant mal.	Avoir au moins un thermomètre dans l'unité de stockage des aliments froids, et s'assurer qu'au moins un thermomètre à sonde est utilisé en cuisine.		o
2.5.3 ☒	Aliments ayant dépassé la date de péremption.	Jeter tous les aliments ayant dépassé la date de péremption et vérifier régulièrement les dates de péremption.	o	

Codes du secteur	Résultats de l'inspection : preuves recueillies, résultats des échantillons, documents examinés	Mesures de lutte et actions correctives	Requis	Recommandé
2.6 Hygiène personnelle				
2.6.1 o	Signes de mauvaises pratiques d'hygiène personnelle.	Se laver minutieusement les mains lorsque l'hygiène personnelle est susceptible d'affecter la sécurité des aliments : • Au début de toute activité incluant la manipulation d'aliments ; • Immédiatemment après avoir utilisé les toilettes ; • Entre la manipulation d'aliments crus ou autre outil susceptible de contaminer d'autres aliments, et la manipulation d'aliments prêts à consommer (à éviter si possible) ; • Entre chaque manipulation d'argent et chaque manipulation d'aliments prêts à consommer (à éviter si possible). Éviter de : • Fumer dans ou près des zones de préparation et de service des aliments ; • Cracher dans ou près des zones de préparation et de service des aliments ; • Mâcher du chewing-gum ou manger dans ou près des zones de préparation et de service des aliments ; • Éternuer ou tousser sur les aliments non protégés. Toujours porter des vêtements propres.	o	
2.6.2 o	Les personnes manipulant les aliments ou les membres d'équipage employés en cuisine présentent des signes ou des symptômes de maladie transmissible (nez, yeux ou oreilles qui coulent ; diarrhée ; vomissements ; fièvre ; lésions cutanées ou furoncles visiblement infectés ; jaunisse, etc.).	Tout membre d'équipage employé en cuisine présentant des signes ou symptômes de maladie transmissible doit immédiatement le signaler au médecin de bord désigné. Les personnes manipulant les aliments ou les membres d'équipage employés en cuisine doivent éviter toute tâche liée à la nourriture au minimum 48 heures après la disparition totale des symptômes.	o	
2.7 Nettoyage et maintenance				
2.7.1 o	La conception des équipements et autres éléments de cuisine, ou les matériaux dans lesquels ceux-ci sont fabriqués, entraînent l'accumulation de débris alimentaires, de graisse et de souillures ; les équipements de cuisine ne sont pas faits de métal traité anticorrosion ou autre matériau résistant ; ou les équipements ne ferment pas correctement.	Réparer ou remplacer les surfaces de cuisine, les équipements et toute installation, afin qu'ils soient résistants, ajustés et faciles à nettoyer, ce afin d'éviter la contamination de la nourriture et l'apparition de vecteurs. Nettoyer ou remplacer tout équipement montrant des signes d'une accumulation de graisse ou de souillures.		☒
		Mettre en place un planning de maintenance de routine pour les équipements, les installations et les accessoires utilisés au cours de la production et la manipulation des aliments.		☒
2.7.2 o	Signes de procédures d'entretien inadaptées, et d'une utilisation inappropriée des produits de nettoyage et des désinfectants.	Manipuler, utiliser et stocker les produits de nettoyage avec précaution, en suivant les instructions du fabricant.		☒
		Mettre en place un système de check-list pour un nettoyage planifié de tous les éléments devant être nettoyés.		☒
2.7.3 o	Les conteneurs à déchets sont une source de contamination et attirent les vecteurs.	Après avoir vidé les conteneurs, les brosser, les laver avec soin ; traiter les conteneurs à déchets avec du désinfectant.		☒
2.7.4 ☒	Signes d'une accumulation de souillures et de graisse sur des surfaces de contact alimentaire nettoyées précédemment.	Nettoyer correctement et désinfecter les surfaces de contact alimentaire, la vaisselle et les ustensiles après chaque utilisation.	o	

Codes du secteur	Inspection results: evidence found, sample results, documents reviewed	Mesures de lutte et actions correctives	Requis	Recommandé
2.7.5 ☒	Signes d'un nettoyage et d'une aseptisation inadaptés des ustensiles ou des zones avant utilisation.	Utiliser de l'eau chaude savonneuse et des chiffons dédiés pour nettoyer et rincer les ustensiles ou les zones concernées après utilisation. De plus, appliquer un produit chimique d'assainissement à la concentration appropriée, lorsque c'est nécessaire.	o	
2.7.6 ☒	Ouvertures nettes entre les surfaces de travail et les cloisons ; surfaces de travail altérées ou rouillées.	Serrer les joints des cloisons pour éviter toute contamination des aliments ou toute infestation par des vecteurs.	o	
		Réparer ou remplacer les surfaces de travail afin qu'elles soient dures, résistantes, non-absorbantes et non-glissantes.		o
		Réparer ou remplacer toute jonction entre équipements, surfaces et plafonds présentant des ouvertures permettant l'entrée de vecteurs (avoir recours à des mesures temporaires, si nécessaire, pour fermer ces ouvertures jusqu'à ce qu'une installation permanente adaptée puisse être mise en place).	o	
2.7.7 ☒	Signes d'une infestation par les vecteurs.	Nettoyer et désinfecter les surfaces de contact alimentaire et mettre en place des mesures de contrôle des vecteurs.	o	
		Tenir un registre des pièges, appâts (localisation, dates et résultats) et de tous les sites potentiels de reproduction des moustiques ou autres vermines.	o	
2.7.8 ☒	Signes de vecteurs se nourrissant ou se reproduisant à l'intérieur ou à l'extérieur des conteneurs à déchets.	Mettre en place des mesures de désinfection et de contrôle des vecteurs.	o	
2.8 Formation sur l'hygiène alimentaire				
2.8.1 ☒	Les personnes manipulant la nourriture ne démontrent aucune compétence concernant l'hygiène.	Renforcer la formation des personnes manipulant les aliments ; le premier niveau doit aborder les points suivants : • types et sources des risques pour la santé publique relatifs à la chaîne alimentaire ; •connaissances de base de la microbiologie, des toxines, des spores, et notamment la croissance et la destruction des contaminants des aliments ; • les zones de manipulation des aliments et les équipements ; •l'hygiène personelle (règles et responsabilités de base) ; •la prévention de la contamination des aliments et du gaspillage ; •le nettoyage, la désinfection et la stérilisation ; •les obligations légales ; •la connaissance des vermines ; •le contrôle efficace des températures, et notamment : -les aliments frais ou congelés -le stockage, la congélation et la cuisson des aliments -le refroidissement, le réchauffage et la manipulation des aliments ; •les risques alimentaires courants, notamment les risques physiques, chimiques et microbiologiques ; les symptômes et les causes d'une intoxication alimentaire.		o
2.8.2 ☒	Les managers et les superviseurs responsables de la transformation des aliments font preuve d'un manque de connaissances quant aux principes et pratiques requises concernant l'hygiène alimentaire.	Améliorer le niveau de formation des managers et des superviseurs afin de leur permettre de juger les risques potentiels et de prendre les mesures nécessaires pour remédier à toute déficience.		o

Annexe1 Exemples de températures et de conditions appropriées pour les aliments approvisionnés dans les navires

Item	Température à réception	Conditions à réception
Viande et volaille	5 °C (41 °F) ou moins.	Provenant d'une source approuvée (c.-à-d. portant le tampon d'inspection officiel). Bonne couleur et pas d'odeur. Emballage propre et en bon état.
Fruits de mer	5 °C (41 °F) ou moins. Le Codex recommande une température la plus proche possible de 0 °C.	Provenant d'une source approuvée. Bonne couleur et odeur fraîche. Emballage propre et en bon état.
Coquillages	7 °C (45 °F) ou moins. Le Codex recommande une température la plus proche possible de 0 °C.	Provenant d'une source approuvée. Coquilles fermées et propres, pas de coquilles cassées. L'étiquetage des mollusques en écaille doit être lisible et attaché.
Crustacés (non transformés)	7 °C (45 °F) ou moins.	Provenant d'une source approuvée. Propre et en bon état.
Crustacés (coupés ou transformés)	5 °C (41 °F) ou moins.	Provenant d'une source approuvée. Propre et en bon état.
Produits laitiers	5 °C (41 °F) ou moins, sauf mention contraire.	Provenant d'une source approuvée. Emballage propre et en bon état.
Œufs en coquille	7 °C (45 °F) ou moins.	Provenant d'une source approuvée. Propre et en bon état.
Œufs liquides	5 °C (41 °F) ou moins.	Provenant d'une source approuvée. Œufs liquides congelés et pasteurisés.

Annexe 2 Principes généraux concernant le contrôle des températures

Procédé	Opération		Contrôle de la température	Requis	Recommandé
Décongélation	a)	Au réfrigérateur ou dans une armoire de décongélation dédiée	4 °C ou moins.	o	
	b)	Sous l'eau potable courante	Pas plus de 21 °C pendant une période de 4 heures maximum.	o	
	c)	Au four à micro-ondes à usage commercial	Uniquement si l'aliment est immédiatement transféré vers les unités de cuisson classiques dans le cadre d'un processus de cuisson continue, ou lorsque l'intégralité ininterrompue du procédé de cuisson a lieu dans le four à micro-ondes.	o	
Cuisson	a)	Viande de bœuf cuisson saignante	Le centre des articulations doit atteindre une température minimum de 63 °C.	o	
	b)	Grandes carcasses de volaille	Une température de 74 °C est atteinte à l'intérieur du muscle profond de la cuisse.	o	
	c)	Lait (Code d'usages en matière d'hygiène pour le lait et les produits laitiers, CCA/RCP 57, 2004)	72 °C pour 15 secondes (pasteurisation continue), ou 63 °C pour 30 minutes (pasteurisation par batch).	o	
Portionnement	a)	Produit réfrigéré	Réalisé le plus rapidement possible, et en moins de 30 minutes	o	
			Dans le cadre d'une installation à grande échelle où la cuisson et la réfrigération des aliments ne peuvent pas être réalisées en 30 minutes, le portionnement devra avoir lieu dans une zone distincte où la température ambiante est de 15 °C. Servir immédiatement l'aliment ou le placer en entreposage frigorifique à 4 °C.	o	
Réfrigération et stockage des aliments réfrigérés	a)	Réfrigération	Réduire la température au cœur du produit alimentaire de 60 °C à 10 °C en moins de 2 heures. Stocker immédiatement le produit à 4 °C.	o	
	b)	Stockage	Une fois la réfrigération terminée, les produits doivent être placés au réfrigérateur. La température ne doit pas dépasser les 4 °C dans les différentes parties du produit et doit être maintenue jusqu'à utilisation finale. La période de stockage entre la préparation des aliments réfrigérés et leur consommation doit être inférieure à 5 jours, incluant le jour de cuisson et le jour de consommation.	o	
Congélation et conditions de stockage des aliments congelés	a)	Congélation	Conservé à −18 °C ou moins.	o	
	b)	Stockage	Conservé à 4 °C ou moins pendant moins de 5 jours. Ne pas recongeler les aliments décongelés ou partiellement décongelés.	o	

Procédé	Opération		Contrôle de la température	Requis	Recommandé
Transport	a)	Véhicules et conteneurs prévus pour le transport d'aliments chauds.	Prévus pour conserver les aliments à une température minimale de 60 °C.	o	
	b)	Véhicules et conteneurs prévus pour le transport d'aliments cuits puis réfrigérés.	Prévus pour conserver la température des aliments déjà réfrigérés (cuits), et non pour réfrigérer les aliments. Idéalement, la température des aliments doit être maintenue à 4 °C ; toutefois, la température peut augmenter jusqu'à 7 °C sur une courte période pendant le transport.	o	
	c)	Véhicules et conteneurs prévus pour le transport d'aliments cuits puis congelés.	Maintenir la température à –18 °C ou moins ; toutefois, la température peut augmenter jusqu'à –12 °C sur une courte période pendant le transport.	o	
Réchauffage	a)	Réchauffage.	Une température minimale de 75 °C doit être atteinte au cœur des aliments placés à l'intérieur en moins d'une heure après la sortie du réfrigérateur.	o	
			Réchauffer rapidement les aliments afin d'éviter au maximum la zone de température à risque située entre 10 °C et 60 °C.	o	
	b)	Service.	Servir les aliments réchauffés au consommateur le plus rapidement possible et à une température minimale de 60 °C.	o	
			Dans les établissements proposant un self-service, maintenir les aliments à une température inférieure à 4 °C ou supérieure à 60 °C, selon les besoins.	o	

Secteur 3 Zones de stockage

Introduction

Pour les zones de stockage, les facteurs de risques mentionnés ci-dessus concernant les cuisines s'appliquent également, étant donné que les cuisines sont, au minimum, de simples zones de stockage d'aliments ; toutefois, il arrive souvent que les comptoirs et les équipements destinés à la préparation des aliments ou des boissons, à une cuisson limitée ou au lavage de la vaisselle, soient utilisés comme zones de stockage temporaire. Revoir toutes les sections ci-dessus concernant les cuisines pour l'application pour les offices des normes, des signes et des actions correctives proposées dans toutes les catégories générales concernant la sécurité des aliments.

Les zones de stockage non-alimentaire sont les espaces prévus pour le stockage de produits non-alimentaires, tels que les équipements de nettoyage, les produits chimiques, et tout autre produit non-alimentaire ou fournitures nécessaires pour les zones alimentaires. Des zones de stockage gérées de manière adéquate et dans le respect des règles d'hygiène permettent de limiter les risques potentiels de souillure des fournitures propres et d'apparition de vermines (les zones de stockage non-alimentaires doivent donc être propres, organisées, bien approvisionnées et bien gérées). Les zones de stockage doivent être signalées de manière adéquate.

Normes et recommandations internationales

Convention OIT (n° 155) sur la sécurité et la santé des travailleurs, 1981

Article 7 : La situation en matière de sécurité, de santé des travailleurs et de milieu de travail devra faire l'objet, à des intervalles appropriés, d'un examen d'ensemble ou d'un examen portant sur les secteurs particuliers en vue d'identifier les grands problèmes, de dégager les moyens efficaces de les résoudre et l'ordre de priorités des mesures à prendre, et d'évaluer les résultats.

Convention OIT (n°134), Prévention des accidents (gens de mer) 1970

Article 4 : Ces dispositions devront se référer à toutes les dispositions générales relatives à la prévention des accidents et à l'hygiène du travail qui sont susceptibles d'être appliquées au travail des gens de mer et elles devront préciser les mesures à prendre pour la prévention des accidents qui sont propres à l'exercice du métier de marin.

Convention OIT (n°68) sur l'alimentation et le service de table (équipage des navires), 1946

Article 5 : Chaque Membre doit maintenir en vigueur une législation sur l'alimentation et le service de table visant à sauvegarder la santé et à assurer le bien-être des équipages des navires mentionnés à l'article premier.

Cette législation doit exiger :

a) un approvisionnement en vivres et en eau satisfaisant – compte tenu de l'effectif de l'équipage ainsi que de la durée et du caractère du voyage – quant à la quantité, à la valeur nutritive, à la qualité et à la variété ;

b) un aménagement et un équipement du service de cuisine et de table à bord de tout navire qui permettent de fournir des repas convenables aux membres de l'équipage.

Article 6 : La législation nationale doit prévoir un système de contrôle par l'autorité compétente :

a) des provisions de vivres et d'eau ;

b) de tous les locaux et équipements utilisés pour l'emmagasinage et la manipulation des vivres et de l'eau ;

c) de la cuisine et de toute autre installation utilisée pour la préparation et le service des repas

d) des aptitudes professionnelles des membres du personnel de cuisine et de table pour lesquels des qualifications déterminées sont exigées par ladite législation.

Article 7 : La législation nationale ou, en l'absence d'une telle législation, des contrats collectifs passés entre employeurs et travailleurs, doivent prévoir, à des intervalles de temps déterminés, l'inspection à la mer, par le capitaine, ou par un officier spécialement désigné par lui à cet effet, accompagné d'un membre responsable du personnel de cuisine et de table :

a) des provisions de vivres et d'eau ;

b) de tous locaux et équipement utilisés pour l'emmagasinage et la manipulation des vivres et de l'eau, ainsi que de la cuisine et de toute autre installation utilisée pour la préparation et le service des repas.
Les résultats de chaque inspection doivent être consignés par écrit.

Commission du Codex Alimentarius (CCA)

Le Codex Alimentarius est un recueil de normes alimentaires créé en 1963 par l'Organisation des Nations Unies pour l'Alimentation et l'Agriculture (FAO) et l'OMS. Les normes sont présentées de manière uniformisée. Le Codex inclut également des conseils sous la forme de codes de procédure standards, directives et autres mesures recommandées permettant d'atteindre les objectifs du Codex Alimentarius (CCA 1995 ; 1997a, b ; 1999 ; 2003). Les directives de la CCA fournissent d'importantes informations sur les règles basiques de sécurité sanitaire des aliments, auxquelles il sera fait référence tout au long de cette section.

Système d'analyse des dangers - points critiques pour leur maîtrise (HACCP)

HACCP est un système permettant d'identifier et de surveiller les points critiques de contrôle dans la chaîne de fabrication des aliments et la distribution, et notamment leurs sources ainsi que les stocks. Au niveau de ces points critiques, un contrôle est essentiel afin de prévenir, d'éliminer ou de réduire tout danger, et de mettre en place des actions correctives. Les plans ou programmes de sécurité alimentaire (FSP) sont tenus de s'assurer de la sécurité des aliments fournis. Typiquement, le FSP est basé sur le système HACCP.

Risques principaux

Les principaux risques sont les bactéries, les virus, les champignons et les parasites dans ou sur les aliments, dus à un stockage inadapté des aliments. Par exemple :

- aliments placés sur les ponts ;
- températures de conservation inappropriées dans les chambres froides ;
- œufs, poissons, viandes et volailles non séparés des aliments prêts à consommer (viandes froides, tranches de melon, salades et autres aliments prêts à consommer) ;
- fruits et légumes lavés ou non lavés gardés ensemble.

Le stockage inapproprié des produits chimiques constitue un autre risque

Revue de la documentation

- Registres et plannings de nettoyage et de maintenance.
- Historique des achats effectués et documentation disponible à bord concernant les sources alimentaires (conditionnement ou toute autre identification mentionnée sur l'emballage, ou fiche d'identification produit).
- Registre des aliments entrants ou sortants.
- Plans de construction.
- Précédents rapports d'inspection.
- Registres de surveillance des vermines, incluant des informations concernant leur observation.
- Registres de température pour le stockage des aliments, registres de refroidissement et relevés thermométriques.

Références

Conventions internationales

OIT, Convention du travail maritime 2006.

Littérature scientifique

Cramer EH, Gu DX, Durbin RE (2003). Diarrheal disease on cruise ships, 1990–2000: the impact of environmental health programs. American Journal of Preventive Medicine, 24:227–233.

McEvoy M et al. (1996). An outbreak of viral gastroenteritis on a cruise ship. Communicable Disease Report CDR Review, 6:R188–R192.

Rooney RM et al. (2004). A review of outbreaks of foodborne disease associated with passenger ships: evidence for risk management. Public Health Reports, 119:427–434.

Directives et normes

Codex Alimentarius Commission (http://www.codexalimentarius.net/web/index_en.jsp)

OMS, HACCP (Analyse des dangers - points critiques pour leur maîtrise)
(http://www.who.int/foodsafety/fs_management/haccp/en/)

Codes du secteur	Résultats de l'inspection : preuves recueillies, résultats des échantillons, documents examinés	Mesures de lutte et actions correctives	Requis	Recommandé
		3.1 Construction		
3.1.1 o	Conception inadaptée à la protection contre le climat et la mer.	Revoir la conception de manière à assurer une protection contre le climat et la mer, une isolation contre le froid ou la chaleur, et la séparation d'avec les autres espaces.	☒	
		Revoir la conception de manière à s'assurer que la pièce est visiblement propre et structurellement saine.	☒	
3.1.2 o	Ouvertures ou dégâts.	Réparer les ouvertures et les dégâts importants.	o	
		3.2 Nettoyage et maintenance		
3.2.1 o	Zones de stockage souillées.	Mettre en place des programmes de nettoyage et tenir des registres.	o	
3.2.2 o	Signes de l'existence d'eaux stagnantes.	Éliminer les eaux stagnantes et leurs sources.	o	
3.2.3 o	Signes de la présence de vecteurs ou de réservoirs.	Prendre des mesures de désinfection, de désinsectisation et de dératisation.	o	
		3.3 Sources de nourriture		
3.3.1 o	Aliments trouvés abimés ou déballés. Conteneurs ou emballages sans source ; ou identification suspicieuse de la source. Les membres d'équipage responsables des aliments ne sont pas en mesure de fournir des informations suffisamment détaillées sur les sources et les pays d'origine pour permettre un traçage en cas d'intoxication alimentaire.	Noter les informations sur les emballages alimentaires ou tenir un registre séparé des sources d'approvisionnement, afin de se conformer à la législation et aux règles en vigueur dans le pays d'origine.	o	
		Se procurer tous les aliments consommés à bord auprès de sources réputées à terre (sources approuvées ou considérées comme satisfaisantes par les autorités de santé compétentes).	o	
		Vérifier la qualité et la sécurité des aliments lors de l'achat : ceux-ci doivent être propres, non altérés, non falsifiés et propres à la consommation humaine. N'accepter aucun ingrédient ou aliment cru contenant parasites, microorganismes indésirables, pesticides, médicaments ou toxines vétérinaires, substances décomposées ou étrangères, sauf si le niveau de contamination peut être réduit à un niveau acceptable par un tri ou un traitement de routine.	o	
		Jeter les aliments altérés.	o	
		3.4 Stockage		
3.4.1 o	Produits alimentaires et non-alimentaires, ou produits congelés et produits transformés, non séparés.	Distinguer les zones de stockage pour les aliments de celles pour les produits non-alimentaires. Clairement séparer les zones de stockage pour les produits bruts et les produits transformés.	o	

Codes du secteur	Résultats de l'inspection : preuves recueillies, résultats des échantillons, documents examinés	Mesures de lutte et actions correctives	Requis	Recommandé
3.4.2 o	Zones de stockage mal rangées.	Afficher une signalisation concernant les procédures de stockage et de maintenance.		o
3.4.3 o	Aliments trouvés en contact avec le pont, les eaux stagnantes or autre source de contamination.	Conserver les aliments à bonne distance (environ 15 cm) au-dessus du pont et les protéger de l'eau et de toute autre contamination potentielle.	o	
		Jeter les aliments contaminés et, si possible, nettoyer et aseptiser les conteneurs de nourriture.	o	
3.4.4 o	Zones de stockage mal conçues ou mal entretenues, permettant l'arrivée de vecteurs ou souillant les aliments stockés de poussière, de débris ou de fientes.	Stocker les produits et ingrédients bruts dans un ordre permettant une rotation efficace des stocks.		o
		Reconstruire des zones de stockage en utilisant des matériaux adaptés et permettant un nettoyage aisé, afin de pouvoir détecter la présence de vecteurs.		o
		Réparer ou construire des ponts en matériaux durs, résistants, non-absorbants et anti-dérapants. Installer une remontée résistante d'un rayon minimum de 10 mm, ou un concept ouvert >90°. Faire en sorte que la remontée fasse partie intégrante de l'interface entre le pont et la cloison, ainsi qu'à la jonction entre les ponts et les bases des installations, pour permettre un nettoyage facile et prévenir l'entrée des vecteurs.		o
		Mettre en place des mesures de désinsectisation et de dératisation pour éliminer les vecteurs présents.	o	
3.4.5 o	Aliments stockés dans les vestiaires, les toilettes ou les sanitaires, les locaux à ordures ou les locaux mécaniques ou techniques ; ou sous les conduites d'égoût, sous des conduites d'eau présentant des fuites ou des conduites sur lesquelle l'eau s'est condensée	Toujours stocker les aliments dans les locaux dédiés, sécurisés et protégés de toute contamination ou infestation.		o
		Transférer les aliments vers une pièce ne présentant aucun risque de contamination ou d'exposition à une temperature excessive, pour un stockage sûr.	o	
3.4.6 o	Les denrées périssables sont stockées à des températures inappropriées pour le type ou la classe d'aliments concernés, pour des périodes de plus de 4 heures, sans explication ou documentation (refroidissement sans la tenue d'un registre de refroidissement). La nourriture dans les congélateurs est clairement altérée, recongelée, ou partiellement congelée (visible par appui du doigt).	Maintenir des températures correctes pour le stockage des denrées périssables afin d'empêcher la température des aliments d'atteindre la zone dangereuse de croissance microbienne : • Placer les aliment tenus au chaud dans un appareil prévu à cet effet à la température minimum de 62,8 °C (145 °F) et maintenir cette température autant que nécessaire. • Réchauffer les denrées périssables cuites et refroidies dans un appareil prévu à cet effet jusqu'à ce que toutes les parties de l'aliment aient atteint une température minimale de 74 °C (165 °F). Maintenir cette température autant que nécessaire. • Stocker les denrées périssables et les boissons à une température inférieure ou égale à 4 °C (40 °F), hormis au cours de la préparation ou si l'aliment va être servi immédiatement après la préparation. Lorsque de tels aliments sont stockés sur de longues périodes, une température de 4 °C (40 °F) est recommandée. • Stocker en routine les fruits et les légumes dans des chambres froides.		o

Codes du secteur	Résultats de l'inspection : preuves recueillies, résultats des échantillons, documents examinés	Mesures de lutte et actions correctives	Requis	Recommandé
3.4.6 o		Jeter immédiatement les denrées périssables. En cas d'application de mesures de lutte en présence de l'inspecteur, noter à la fois la date de mise en application de la mesure et la date de réinspection (c'est-à-dire la même date) sur le certificat de contrôle sanitaire de navire.	o	
		3.5 Matériaux dangereux		
3.5.1 o	Stockage dans les zones de manipulation des aliments des produits chimiques utilisés pour l'entretien et la maintenance de ces zones.	Stocker les produits chimiques à part, dans une armoire.	o	
		3.6 Formation		
3.6.1 o	Signe d'une absence de connaissances, ou d'une connaissance insuffisante, concernant l'utilisation des produits chimiques d'entretien.	Améliorer le niveau de formation concernant l'utilisation appropriée des produits chimiques nettoyants.		o

Secteur 4 Installations dédiées aux enfants

Introduction

Les nourrissons et les enfants sont des réservoirs infectieux connus. Par conséquent, les installations dédiées aux enfants à bord des navires contribuent aux risques pour la santé publique. Ils constituent par ailleurs d'importants lieux de surveillance et de contrôle des risques pour la santé publique. La transmission par voies respiratoires, oro-fécale, ou de personne à personne constituent les modes de transmission des maladies infectieuses susceptibles de survenir au sein des installations dédiées aux enfants ou depuis ces services. La prévalence des maladies est susceptible de dépendre du niveau d'immunité des enfants et des personnes qui s'en occupent, du pays d'origine et de l'âge des enfants, ainsi que de toute mesure préventive ou de contrôle prise à bord. Les principales infections susceptibles de survenir à bord sont les maladies pouvant être prévenues par la vaccination (grippe, rougeole, varicelle, etc.), les infections respiratoires (rhume banal, pharyngite, infection de l'oreille moyenne, etc.), les maladies diarrhéiques (rotavirus, norovirus, hépatite A, etc.) et les maladies parasitaires (pédiculose ou infections causées par l'ankylostome). Les membres d'équipage en charge des soins aux enfants à bord jouent un rôle capital dans la prévention, la surveillance et le contrôle des maladies transmissibles aux enfants et par les enfants.

Informations

Différents types d'installations dédiées aux enfants pouvant être proposés aux passagers embarqués à bord des navires :

- Soins aux nourrissons et aux enfants d'âge pré-scolaire n'ayant pas encore acquis la propreté et nécessitant une supervision de la part du personnel, et notamment pour changer les couches ;
- Soins aux enfants ayant déjà acquis la propreté ;
- Accès à des aires de jeux ouvertes au public et supervision de ces aires de jeu.

Normes et recommandations internationales

Aucune

Risques principaux

La mauvaise conception des installations dédiées aux enfants, le manque de formation des personnes s'occupant des enfants, ou le caractère inadapté des procédures de prévention et de contrôle, peuvent constituer un risque pour tous les membres d'équipage et les passagers présents à bord. Des risques pour la santé publique sont également présents lors du retour des enfants dans leur communauté.

Zones critiques pour le contrôle des risques :

- Taille, ventilation et éclairage des installations dédiées aux enfants ;
- Matériaux utilisés et propreté des surfaces des meubles, tapis et jouets ;
- Postes de changement de couches et de lavage de mains, et toilettes ;
- Zones de préparation des aliments ;
- Formation de l'équipage aux procédures sanitaires, en insistant sur le lavage des mains ;
- Immunisation des enfants et des membres d'équipage ;
- Procédures de communication concernant la notification des maladies ;
- Mesures d'isolement, et notamment l'interdiction d'accès des enfants ou des membres d'équipage malades aux installations dédiées aux enfants ;
- Méthodes de gestion des passagers symptomatiques (isolement en cabine ou départ du navire) afin d'améliorer le respect des mesures de contrôle en place.

Examen de la documentation

Documents exigés :

- Procédures et règlements écrits concernant le nettoyage, la maintenance et la gestion des déchets ;
- Directives écrites concernant les mesures de contrôle en cas d'apparition de symptômes d'infection chez un enfant (manipulation des fluides corporels, tenue de registres, notification de maladie, communication, gestion des épidémies et politique d'exclusion en cas de maladie) ;
- Liste de vaccination du personnel en charge des enfants.

Références

Conventions internationales

OIT, Convention du travail maritime 2006.

Littérature scientifique

Carling PC, Bruno-Murtha LA, Griffiths JK (2009). Cruise ship environmental hygiene and the risk of norovirus infection outbreaks: an objective assessment of 56 vessels over 3 years. Clinical Infectious Diseases, 49:1312–1317.

Chimonas MA et al. (2008). Passenger behaviors associated with norovirus infection on board a cruise ship—Alaska, May to June 2004. Journal of Travel Medicine, 15:177–183.

Cliver D (2009). Control of viral contamination of food and environment. Food and Environmental Virology, 1:3–9.

Cramer EH, Gu DX, Durbin RE (2003). Diarrheal disease on cruise ships, 1990–2000: the impact of environmental health programs. American Journal of Preventive Medicine, 24:227–233.

McCutcheon H, Fitzgerald M (2001). The public health problem of acute respiratory illness in childcare. Journal of Clinical Nursing, 10(3):305–310.

Codes du secteur	Résultats de l'inspection : preuves recueillies, résultats des échantillons, documents examinés	Mesures de lutte et actions correctives	Requis	Recommandé
		4.1 Conception générale de l'espace de soins pour enfants		
4.1.1 ☒	Taille et localisation inappropriées des installations dédiées aux enfants.	Prévoir des locaux de soins aux enfants de taille et de localisation appropriées.		☒
4.1.2 ☒	Installations dédiées aux enfants mal éclairées et mal ventilées.	Installer une ventilation et/ou un éclairage suffisants.		☒
4.1.3 ☒	Présence de vecteurs de maladies tels que des insectes. Présence d'autres sources de contamination. Manque de propreté des locaux.	Nettoyer, désinfecter et/ou appliquer des insecticides, selon les besoins.		☒
4.1.4 o	Absence de point d'eau potable ou de poste de lavage des mains et/ou caractère inadapté de ces équipements pour utilisation par les enfants.	Installer un lavabo adapté avec eau potable chaude et froide.		☒
4.1.5 o	Absence d'essuie-mains en papier ou de dispositif de séchage des mains, de savon liquide, de poubelle, de brosse pour WC ou de papier toilette.	Équiper le local de tout l'équipement nécessaire.		☒
4.1.6 o	Absence de toilettes séparées pour les membres d'équipage et pour les enfants ; taille inadaptée des toilettes pour les enfants ; toilettes mal entretenues ou dysfonctionnement des chasses d'eau.	Prévoir des toilettes séparées pour les enfants et pour les membres d'équipage. Nettoyer les toilettes. Réparer les systèmes de chasse d'eau, le cas échéant.		☒
4.1.7 o	Surfaces non lisses et non résistantes. Tapis, jouets et meubles non nettoyables.	Équiper le local de matériaux appropriés		☒
		4.2 Espace change bébé		
4.2.1 o	Absence de zone spécifiquement dédiée au changement des couches dans les locaux.	Définir une zone adaptée au changement de couches.		o
4.2.2 o	Équipement inadapté du poste de changement de couches. Absence de poste de lavage des mains, de lingettes de nettoyage, de détergent, de désinfectant et de poubelle.	Équiper la zone de changement de couches de tout le matériel adéquat.		o
		4.3 Formation du personnel		
4.3.1 o	Absence de formation des membres d'équipage en charge des enfants concernant les procédures sanitaires ou les symptômes des maladies ou les mesures de contrôle de base.	Former les personnes en charge des enfants aux procédures sanitaires et aux symptômes des maladies et mesures de contrôle de base. Prévoir des supports écrits pour la formation.		o

Codes du secteur	Résultats de l'inspection : preuves recueillies, résultats des échantillons, documents examinés	Mesures de lutte et actions correctives	Requis	Recommandé
		4.4 Nettoyage et désinfection		
4.4.1 o	Absence d'application du plan d'entretien de base, ou absence de trace écrite de l'application du plan d'entretien.	Prévoir un plan d'entretien, s'y conformer et le maintenir en vigueur.		o
4.4.2 ☒	Absence de procédures écrites pour le nettoyage et la désinfection des mains et des matériaux en contact avec le sang, les vomissures ou les excréments.	Prévoir un plan d'entretien, s'y conformer et le maintenir en vigueur.		☒
4.4.3 ☒	Absence de procédures écrites concernant l'évacuation des déchets.	Prévoir un plan d'entretien, s'y conformer et le maintenir en vigueur.		☒
4.4.4 o	Signes de la présence de vecteurs de maladies et/ou de réservoirs.	Désinfecter, dératiser et appliquer des insecticides, selon les besoins.	☒	
		4.5 Manuels de procédure		
4.5.1 o	Absence de directives écrites concernant les mesures de contrôle à mettre en place si un enfant présente des symptômes d'infections courantes. Les directives concernant les mesures de contrôle à mettre en place doivent inclure : •La manipulation des fluides corporels ; • La tenue de registres ; • La notification et la communication ; •La gestion des épidémies et les politiques d'exclusion.	Fournir des procédures et règlements écrits concernant la réponse à apporter aux infections infantiles courantes.		o
		4.6 Vaccins		
4.6.1 o	Absence de liste de vaccination du personnel en charge des enfants	Fournir une liste de vaccination mise à jour pour les membres d'équipage.		o

Secteur 5 Installations médicales

Introduction

Les installations médicales constituent un élément important pour la surveillance et le contrôle des maladies à bord. Toutefois, elles contribuent aussi à la survenue de risques pour la santé publique, dans la mesure où de mauvaises conditions d'hygiène au sein des installations médicales peuvent être à l'origine de la propagation des maladies transmissibles. Les passagers malades peuvent constituer un risque de santé publique à bord ainsi qu'à terre.

Par conséquent, les membres d'équipage en charge des soins médicaux à bord peuvent jouer un rôle clé dans la prévention, la surveillance et le contrôle des maladies transmissibles. Les prérequis concernant le contrôle des risques pour la santé publique à bord incluent la formation de personnel dédié, la mise en œuvre appropriée des manuels et protocoles, la mise à disposition de locaux dédiés au traitement et au diagnostic, et une notification dans les délais à l'autorité compétente.

Les navires de petite taille peuvent ne pas avoir la capacité de mettre en œuvre toutes les mesures de surveillance, de prévention et de contrôle de la même manière que les navires de plus grande taille disposant d'un médecin de bord

Normes et recommandations internationales

OIT, Convention du travail maritime 2006

Règle 4.1, Soins médicaux à bord des navires et à terre : la norme A 4.1 exige que tout navire dispose d'une pharmacie de bord, de matériel médical et d'un guide
médical. Les prescriptions nationales doivent tenir compte du type de navire, du nombre de personnes à bord, de la nature, de la destination et de la durée des voyages ainsi que des normes médicales recommandées sur le plan national et international. Tout navire ayant à son bord 100 personnes ou plus et effectuant normalement des voyages internationaux de plus de trois jours doit disposer d'un médecin qualifié chargé des soins médicaux.

Les Principes directeurs B 4.1 et 2 exigent que la pharmacie de bord soit correctement entretenue et inspectée par un membre désigné de l'équipage, que tous les navires assurent la formation médicale standardisée pour les gens de mer désignés, fournissent une liste complète et à jour des stations de radio par l'intermédiaire desquelles des consultations médicales peuvent être obtenues, et transporte un modèle type de rapport médical.

OIT, OMI, OMS, Guide médical international de bord, 3ème édition, 2008 (GMIB)

Le GMIB est une source d'information située dans la partie non-statutaire de la Convention du travail maritime 2006. Il s'agit d'un texte médical incluant des recommandations concernant la prévention, le diagnostic, le traitement et le contrôle épidémique des maladies transmissibles, et notamment des directives concernant la désinfection et la désinsectisation.

Chapitre 33. Les recommandations concernant les équipements médicaux et l'armoire à pharmacie à bord d'un navire incluent des spécifications concernant la liste de médicaments et leur stockage, et notamment la tenue de registres. Des recommandations sont faites concernant les antiviraux, les antipaludiques, les antibiotiques, les antipyrétiques, les antidiarrhéiques, les désinfectants pour la peau et les plaies, les équipements de protection individuelle, les thermomètres et autres items de contrôle des maladies transmissibles.

OMI, Guide de soins médicaux d'urgence à donner en cas d'accidents dus à des marchandises dangereuses (MFAG) 1982

Les navires transportant des marchandises dangereuses sont tenus de disposer à leur bord de médicaments supplémentaires, d'antidotes spécifiques et d'équipements spéciaux, comme exigé par le MFAG.

Convention internationale OMI sur les normes de formation des gens de mer, de délivrance des brevets et de veille de 1978, modifiée en 1985 (STCW 95)

Cette convention est une norme internationale portant sur la formation obligatoire des gens de mer.

Risques principaux

Les installations médicales doivent être conçues, équipées et entretenues de manière à prévenir la transmission de la maladie de personne à personne. Tous les navires soumis aux règlements instaurés par l'OMI et l'OIT sont tenus de satisfaire à des normes de formation et de transporter une armoire à pharmacie. Le MFAG fournit la liste des médicaments et équipements spécifiques obligatoires pour les navires transportant des marchandises dangereuses. Au-delà de ces exigences, il n'existe aucun document international officiel spécifiant le contenu requis de l'armoire à pharmacie, la conception des installations médicales ou les manuels et autres protocoles opérationnels. Le GMIB fournit une liste des médicaments et équipements à transporter. Un certain nombre d'autorités maritimes nationales précisent également le contenu et la conception des installations médicales à prévoir, ainsi que la formation des membres d'équipage attachés aux soins médicaux à bord.

Secteurs et normes liés aux installations médicales visant à minimiser le risque de propagation de la maladie :

1. Installations médicales conçues pour le logement des membres d'équipage et des passagers malades

Les locaux doivent :

- être facilement accessibles et séparés d'autres activités, et notamment des zones de stockage et de manipulation des aliments, ainsi que toute zone dédiée aux déchets ;
- faciliter le traitement privé des voyageurs malades ;
- être propres, correctement ventilés et bien éclairés ;
- inclure des espaces adaptés à la mise en isolement des voyageurs malades ;
- être correctement approvisionnés en eau potable, toilettes et postes de lavage des mains ;
- n'être destinés à aucun autre usage.

2. Membres d'équipage travaillent dans les installations médicales

Le personnel doit :

- être formé aux méthodes de premiers soins de base, conformément à la STCW 95 ;
- inclure un personnel médical accrédité (médecin et infirmières) pour les navires transportant plus de 100 personnes, conformément à la Convention du travail maritime 2006 ;
- fournir des attestations de participation à des formations remplissant les critères fixés par la SCTW 95 ;
- démontrer ses connaissances et ses compétences par les pratiques observées, telle que la tenue adéquate de registres.

3. Médicaments et équipement médical

Les fournitures doivent :

- inclure tous les médicaments, les équipements de protection individuelle, les dispositifs médicaux et les désinfectants en nombre suffisant pour permettre de diagnostiquer, de traiter et de contrôler les risques pour la santé publique en fonction de la taille du navire, du nombre de voyageurs et de l'itinéraire ;
- correspondre aux recommandations et aux exigences du GMIB et du MFAG, au minimum.

Les médicaments doivent :

- n'être dispensés aux voyageurs et aux membres d'équipage que par le personnel autorisé et formé à cet effet ;
- être accompagnés des registres de dispensaires appropriés.

L'équipement médical doit :

- être en bon état de fonctionnement et d'hygiène, et manipulé conformément aux recommandations des fabriquants.

4. Le registre des soins médicaux
Un registre médical de bord bien organisé, lisible et à jour doit répertorier les cas de maladie, le nom des passagers ou des membres d'équipage concernés, ainsi que les médicaments dispensés. Les entrées du registre doivent inclure :

- la date de la première visite à la clinique ; le nom, l'âge et le sexe du patient ;
- l'identité du passager ou du membre d'équipage ;
- le poste occupé par le membre d'équipage ;
- le numéro de cabine ;
- la date et l'heure de survenue de la maladie ;
- les symptômes ;
- le détail des échantillons prélevés ou toute autre action mise en œuvre, le cas échéant.

5. Confidentialité des informations médicales et sanitaires personnelles
Les informations médicales et sanitaires personnelles concernant les passagers et les membres d'équipage, conservées dans les documents mentionnés ci-dessus ou ailleurs, doivent être traitées et gardées en toute confidentialité, conformément aux lois et réglements applicables.

6. Manuels opérationnels
Les procédures concernant la réduction des risques sanitaires à bord doivent :

- être en rapport avec la taille du navire, le nombre de voyageurs, la population de patients, l'itinéraire, ainsi que le type et la taille des installations médicales ;
- accorder une attention particulière à la surveillance adéquate des passagers à bord des navires (registre des maladies gastrointestinales, etc.) et au fonctionnement des installations à haut risque (hémodialyse, unités de soins intensifs, etc.) ;
- inclure les règlements et les procédures appropriées concernant le nettoyage, l'assainissement, la gestion des déchets, et notamment des déchets pointus ou tranchants.

7. Infrastructure de communication
Les dispositifs et procédures de communication doivent être en place afin de permettre d'obtenir l'appui extérieur de services de conseil médical d'urgence (service d'assistance de télémédecine) en cas d'urgence sanitaire, et de pouvoir alerter l'autorité compétente concernent les risques pour la santé publique à bord.

Examen de la documentation

Documents requis :

- Le registre du navire et/ou registre médical de bord à jour, et incluant une liste des traitements ;
- Les entretiens avec les membres d'équipage si le registre médical de bord n'est pas disponible lors de l'inspection ou si les entrées faites dans le registre ne sont pas conformes ; si des informations écrites sont requises, réclamer une déclaration maritime de santé auprès de l'État Partie ;
- Les formations et certifications des membres de l'équipage en charge des soins médicaux ;
- Les listes de médicaments, de vaccins, de désinfectants et d'insecticides ;
- Le nombre de passagers, la population de patients (pour les navires à passagers uniquement), l'équipement médical en place et les procédures mises en œuvre, en fonction de l'itinéraire du navire et de sa taille ;
- Les règlements et procédures concernant le nettoyage, l'assainissement, la maintenance et la gestion des déchets ;
- Les registres de surveillance des maladies spécifiques (maladie gastrointestinale, etc.), le cas échéant ;
- Les manuels opérationnels des installations à haut risque et autres installations telles qu'unités de soins intensifs, installations de transfusion sanguine, salles d'opération ou installations d'hémodialyse ;
- Les spécimens collectés et les résultats en cas de survenue d'une maladie à bord ; si possible, les certificats internationaux de vaccination ou de prophylaxie.

Références

Conventions internationales

OIT, Convention du travail maritime (2006).

OIT, OMI, OMS (2008). Guide médical international de bord, 3ème édition (http://apps.who.int/bookorders/anglais/detart1.jsp?sesslan=1&codlan=1&codcol=15&codcch=3078).

OMI, Guide de soins médicaux d'urgence à donner en cas d'accidents dus à des marchandises dangereuses

Convention internationale OMI sur les normes de formation des gens de mer, de délivrance des brevets et de veille de 1978, modifiée en 1985 (STCW 95), chapitre VI.

Littérature scientifique

[Anonyme] (2002). Norovirus activity—United States, 2002. Morbidity and Mortality Weekly Report, 52:41–45.

[Anonyme] (2003). The healthy traveler: cruising past infection. Johns Hopkins Medical Letter: Health After 50, 15:6.

Brotherton JM et al. (2003). A large outbreak of influenza A and B on a cruise ship causing widespread morbidity. Epidemiology and Infection, 130:263–271.

Centers for Disease Control and Prevention (1999). Preliminary guidelines for the prevention and control of influenza-like illness among passengers and crew members on cruise ships. Atlanta, Centers for Disease Control and Prevention.

Cramer EH et al. (2006). Epidemiology of gastroenteritis on cruise ships, 2001–2004. American Journal of Preventative Medicine, 30:252–257.

Cramer EH, Gu DX, Durbin RE (2003). Diarrheal disease on cruise ships, 1990–2000: the impact of environmental health programs. American Journal of Preventative Medicine, 24:227–233.

Dahl E (2004). Dealing with gastrointestinal illness on a cruise ship—Part 1: Description of sanitation measures. Part 2: An isolation study. International Maritime Health, 55:19–29.

Dahl E (2005). Medical practice during a world cruise: A descriptive epidemiological study of injury and illness among passengers and crew. International Maritime Health, 56:115–128.

Dahl E (2006). Norovirus challenges aboard cruise ships. International Maritime Health, 57:230–234.

Enserink M (2006). Infectious diseases. Gastrointestinal virus strikes European cruise ships. Science, 313:747.

Ferson MJ, Ressler KA (2005). Bound for Sydney town: health surveillance on international cruise vessels visiting the Port of Sydney. Medical Journal of Australia, 182:391–394.

Herwaldt BL et al. (1994). Characterization of a variant strain of Norwalk virus from a food-borne outbreak of gastroenteritis on a cruise ship in Hawaii. Journal of Clinical Microbiology, 32:861–866.

O'Mahony M et al. (1986). An outbreak of gastroenteritis on a passenger cruise ship. Journal of Hygiene (London), 97:229–236.

Peake DE, Gray CL, Ludwig MR, Hill CD (1999). Descriptive epidemiology of injury and illness among cruise ship passengers. Annals of Emergency Medicine, 33:67–72.

Rooney RM et al. (2004). A review of outbreaks of foodborne disease associated with passenger ships: evidence for risk management. Public Health Reports, 119:427–434.

Schlaich CC, Oldenburg M, Lamshoft MM (2009). Estimating the risk of communicable diseases aboard cargo ships. Journal of Travel Medicine, 16:402–406.

WHO (1988). International medical guide for ships, 2nd ed., including the ship's medicine chest. Geneva, WHO.

Widdowson MA et al. (2004). Outbreaks of acute gastroenteritis on cruise ships and on land: identification of a predominant circulating strain of norovirus—United States, 2002. Journal of Infectious Diseases, 190:27–36.

Wilson ME (1995). Travel and the emergence of infectious diseases. Emerging Infectious Diseases, 1:39–46.

Codes du secteur	Résultats de l'inspection : preuves recueillies, résultats des échantillons, documents examinés	Mesures de lutte et actions correctives	Requis	Recommandé
		5.1 Construction		
5.1.1 ☒	Installations médicales utilisées à des fins non-médicales (logements, pièces de stockage, etc.).	Limiter l'utilisation des installations médicales à des fins médicales si le navire transporte 15 ou plus passagers ou membres d'équipage pour une durée de voyage supérieure à 3 jours.	☒	
		Prévoir des logements réservés à une utilisation médicale.		☒
5.1.2 ☒	Installations médicales difficilement accessibles et non séparées des zones d'autres activités, de stockage et de manipulation de la nourriture, et d'élimination des déchets ; et/ou non adaptées à la prise en charge individuelle des passagers ou membres d'équipage malades.	Prévoir un espace de prise en charge individuelle dans un local dédié et adéquat.	☒	
5.1.3 o	Installations médicales mal éclairées et mal ventilées.	Installer suffisamment d'éclairage pour permettre une pratique médicale correcte ; évaluer les conditions sanitaires et/ou la ventilation.	☒	
		5.2 Équipement		
5.2.1 o	Absence d'eau potable ou de poste de lavage des mains.	Installer un lavabo avec eau potable froide et chaude.	o	
5.2.2 o	Absence d'essuie-mains en papier ou de dispositif de séchage des mains, de savon liquide, de poubelle, de brosse pour WC ou de papier toilette.	Équiper le local de tout l'équipement nécessaire.	o	
5.2.3 o	Absence de collecteurs d'objets pointus et tranchants, ou de collecteurs de déchets biomédicaux, ou collecteurs inadaptés.	Équiper le local de collecteurs d'objets pointus et tranchants certifiés par les Nations Unies (pour plus de précisions, voir Secteur 7, déchets solides et déchets médicaux).	o	
		5.3 Armoire à pharmacie		
5.3.1 o	Taille, type et stockage inadaptés de l'armoire à pharmacie pour permettre le diagnostic, le traitement et le contrôle des risques pour la santé publique à bord.	Prévoir les médicaments et l'équipement adapté, conformément au GMIB (3ème éd.) ou aux obligations des États du pavillon, et au MFAG en cas de présence de marchandises dangereuses à bord.	o	
5.3.2 o	Signes de l'existence de médicaments ayant dépassé la date de péremption.	Remplacer tous les médicaments ayant dépassé la date de péremption par de nouveaux médicaments.	o	
5.3.3 o	Médicaments stockés de manière non-conforme aux exigences du fabricant (vaccins non-stockés dans des réfrigérateurs, etc.).	Stocker les médicaments conformément aux exigences des fabricants.	o	
5.3.4 o	Médicaments stockés de manière non organisée.	Mettre en place un système de gestion des stocks de médicaments ; les classer par type de médicaments, par code d'identification, etc.		o

Codes du secteur	Résultats de l'inspection : preuves recueillies, résultats des échantillons, documents examinés	Mesures de lutte et actions correctives	Requis	Recommandé
		5.4 Nettoyage et maintenance		
5.4.1 ☒	Aucun signe de l'existence de règlements ou procédures concernant le nettoyage, l'assainissement, la gestion des objets pointus ou tranchants, ou la gestion des déchets.	Fournir des procédures et des règlements relatifs à la complexité des soins médicaux à bord.		☒
5.4.2 ☒	Signes de la présence de vecteurs de maladies et/ou de réservoirs hébergeant des vecteurs de maladies.	Désinfecter, dératiser et appliquer des insecticides immédiatement.	☒	
5.4.3 o	Toilettes sales ou chasse d'eau défectueuse.	Nettoyer les toilettes ; réparer le système de chasse d'eau des toilettes.		o
5.4.4 o	Équipements et dispositifs médicaux en mauvais état de fonctionnement et d'hygiène, et manipulés de manière non-conforme aux recommandations des fabricants.	Manipuler les équipements et dispositifs médicaux, et en effectuer la maintenance, de manière conforme aux recommandations des fabricants.		o
		5.5 Formation des membres d'équipage		
5.5.1 o	Aucun membre d'équipage responsable des soins médicaux, de la prescription de médicaments et de la maintenance des installations médicales à bord.	Désigner des membres d'équipage en charge des soins médicaux.	o	
5.5.2 o	Pour les navires ayant à leur bord 100 personnes ou plus et effectuant normalement des voyages internationaux de plus de trois jours, absence d'un médecin qualifié chargé des soins médicaux.	Désigner un médecin pour l'administration des soins, si nécessaire.	o	
5.5.3 o	Les membres d'équipage employés au sein des installations médicales ne sont pas formés aux premiers soins de base. Aucune preuve de formation approuvée ayant été suivie et conforme aux critères de la SCTW 95. Manque de connaissances et de compétences de la part des membres d'équipage désignés, illustré par de mauvaises pratiques.	Désigner des membres d'équipage possédant le niveau de formation correspondant aux soins à dispenser à bord.	o	
		5.6 Informations sanitaires		
5.6.1 o	Registre médical de bord non disponible pendant les inspections. Entrées non lisibles ou non à jour.	Fournir un registre médical de bord à jour et listant les cas de maladie, les passagers ou membres d'équipage concernés, et les médicaments dispensés.	o	
5.6.2 ☒	Aucun guide médical mis à jour (conformément au GMIB ou aux obligations des États du pavillon).	Fournir un guide médical à jour.	☒	

Codes du secteur	Résultats de l'inspection : preuves recueillies, résultats des échantillons, documents examinés	Mesures de lutte et actions correctives	Requis	Recommandé
5.6.3 ⊠	Aucun manuel opérationnel disponible concernant la prévention, la surveillance et le contrôle des risques pour la santé publique à bord (applicable uniquement aux navires à passagers).	Fournir des registres de surveillance des maladies (maladies gastrointestinales, etc.) ainsi que des manuels opérationnels pour toutes les procédures médicalces disponibles à bord.		o
5.6.4 o	Aucun signe de l'existence de manuels opérationnels appropriés pour les installations à haut risque, ou de procédures correspondantes (applicable uniquement si de telles installations sont présentes à bord).	Fournir des procédures et règlements écrits pour l'utilisation des installations à haut risque (unités de soins intensifs, hémodialyse, etc.).		o
5.7 Dispositifs de communication				
5.7.1 o	Inadéquation ou absence de dispositifs et de procédures de communication en place permettant de contacter le service d'assistance de télémédecine et d'alerter l'autorité compétente concernent les risques pour la santé publique à bord.	Équiper les installations médicales d'un dispositif et de procédures de communication.		o
5.7.2 o	Absence de liste des stations radio pour l'assistance télémédicale, ou liste non mise à jour.	Fournir une liste à jour des stations radio.	o	

Secteur 6 Piscines et spas

Introduction

Un grand nombre d'agents infectieux (virus, bactéries et protozoaires) sont associés aux loisirs aquatiques ; ils sont susceptibles d'affecter la peau, les oreilles, les yeux, le tractus gastrointestinal et les voies respiratoires.

Parmi les facteurs de risque liés à la contraction d'une maladie infectieuse dans le cadre de loisirs aquatiques, on trouve notamment :

- La présence d'agents infectieux ;
- Les conditions favorisant la croissance des agents infectieux, telles qu'une température entre 30 et 40 °C, ou une source de nutriments (matière organique provenant des baigneurs) ;
- Une possibilité d'exposer les membres d'équipage et les passagers aux agents infectieux (bactéries du genre Legionella présentes dans l'aérosol généré par l'agitation de l'eau dans les spas) ;
- La présence de personnes susceptibles d'être exposées aux agents infectieux (personnes passant près d'un spa, etc.).

Des agents infectieux peuvent facilement être introduits dans les piscines et les spas par l'intermédiaire des baigneurs, des saletés apportées dans la piscine ou de la source d'eau.

Les spas sont de taille plus réduite que les piscines et présentent un ratio bien plus élevé de baigneurs comparé au volume d'eau. Par conséquent, la concentration de matière organique dans les spas est souvent bien plus élevée que dans les piscines. La désinfection de l'eau représente donc une mesure-clé ; toutefois, la température élevée et la teneur importante en matière organique de l'eau des spas peut rendre difficile une désinfection efficace.

Des risques non-microbiologiques sont également associés aux loisirs aquatiques, tels que les noyades, les personnes glissant, trébuchant, se coinçant accidentellement, ainsi que les blessures liées à la manipulation chimique, thermique ou manuelle.

Il convient d'effectuer une identification et une évaluation des risques afin de permettre à l'exploitant du navire de décider des mesures à mettre en place afin de prévenir ou de contrôler l'exposition aux agents infectieux et autres risques non-microbiologiques. L'exploitant du navire est responsable :

- D'évaluer les risques associés au fonctionnement de la piscine ou du spa ;
- De prévenir ou de contrôler l'exposition aux risques associés à la piscine ou au spa ;
- De mettre en place des mesures de santé publique visant à contrôler l'exposition, d'assure la pérennité de ces mesures et de procéder à des évaluations de ces mesures sur le terrain ;
- De former les membres d'équipage à appliquer les mesures de contrôle de manière appropriée.

Les piscines et les spas doivent être sécurisés et exempts de tout produit irritant, agent infectieux ou algue. La maintenance quotidienne des piscines et des spas doit :

- permettre de retirer la matière colloïdale en suspension et d'obtenir une eau claire, brillante et sans couleur ;
- permettre de retirer toute matière organique ;
- apporter une quantité suffisante de désinfectant pour empêcher le développement des agents infectieux ;
- permettre de maintenir le pH de l'eau à un niveau optimal pour la désinfection ;
- permettre de maintenir une température confortable de baignade.

Le traitement de l'eau inclut deux étapes principales :

- une filtration permettant d'assurer un environnement sûr, clair et physiquement propre ;
- la désinfection chimique visant à prévenir toute contamination croisée entre les baigneurs et à prévenir la croissance d'agents infectieux dans l'eau et sur les différentes surfaces de la piscine ou du spa, ainsi que dans les systèmes associés de circulation d'air et d'eau.

Une purification efficace repose sur une filtration puissante associée à une désinfection continue par le biais d'un système complet et fiable de récupération et de désinfection de l'eau. Afin de limiter la contamination de la piscine par de la matière organique apportée par les baigneurs, il est essentiel de leur conseiller de se rendre aux toilettes et d'utiliser la douche avant d'entrer dans la piscine.

Normes et recommandations internationales

OMS (2006). Guide sur la sécurité des aires de loisirs aquatiques, volume 2—piscines et autres environnements similaires de loisirs aquatiques. Genève, OMS.

Risques principaux

Les principaux risques sont :

- microbiologiques (virus, bactéries et protozoaires) ;
- non-microbiologiques (risques de noyade, de personnes glissant, trébuchant, se coinçant accidentellement, ainsi que de blessures liées à la manipulation chimique, thermique ou manuelle).

Examen de la documentation

Documents exigés :

- plan schématique des installations, du matériel et des systèmes liés aux eaux de loisirs ;
- schéma écrit concernant le contrôle du risque d'exposition à des microorganismes susceptibles d'être à l'origine de maladies ;
- spécifications concernant le fonctionnement, la maintenance, la conception et la fabrication des installations de piscine ;
- suivi de formation concernant les membres d'équipage en charge des méthodes de contrôle ;
- fiches de suivi ;
- résultats des tests (pH, niveaux de chlore et de brome résiduels, température, niveaux microbiologiques, etc.) ;
- procédures régulières de nettoyage ;
- procédures de nettoyage et désinfection en urgence

Références

Directives et normes

OMS (2006). Guide pour la sécurité des eaux de baignade, volume 2—piscines et autres environnements de loisirs aquatiques. Genève, OMS.

OMS (2007). Légionelle et prévention de la légionellose. Genève, OMS.

Littérature scientifique

Beyrer K et al. (2007). Legionnaires' disease outbreak associated with a cruise liner, August 2003: epidemiological and microbiological findings. Epidemiology and Infection, 135:802–810.

Chimonas MA et al. (2008). Passenger behaviors associated with norovirus infection on board a cruise ship—Alaska, May to June 2004. Journal of Travel Medicine, 15:177–183.

Goutziana G et al. (2008). Legionella species colonization of water distribution systems, pools and air conditioning systems in cruise ships and ferries. BMC Public Health, 8:390.

Jernigan DB et al. (1996). Outbreak of Legionnaires' disease among cruise ship passengers exposed to a contaminated whirlpool spa. Lancet, 347(9000):494–499.

Kura F et al. (2006). Outbreak of Legionnaires' disease on a cruise ship linked to spa-bath filter stones contaminated with Legionella pneumophila serogroup 5. Epidemiology and Infection, 134:385–391.

Rowbotham TJ (1998). Legionellosis associated with ships: 1977 to 1997. Communicable Disease and Public Health 1:146–151.

Codes du secteur	Résultats de l'inspection : preuves recueillies, résultats des échantillons, documents examinés	Mesures de lutte et actions correctives	Requis	Recommandé
		6.1 Gestion		
6.1.1 ☒	Absence de plan de gestion, et/ou membres d'équipage responsables dans l'incapacité de prouver leurs connaissances et/ou leurs compétences dans l'un ou plusieurs des domaines suivants : • l'exploitation correcte des systèmes de la piscine ; • les vérifications à effectuer (et leur fréquence) pour s'assurer que le système est efficace ; • les précautions requises pour éviter tout risque d'exposition à des microrganismes susceptibles d'être à l'origine de la survenue de maladies.	Prévoir et mettre en œuvre un plan de gestion des risques d'exposition à des microorganismes susceptibles d'être à l'origine de la survenue de maladies.	☒	
		6.2 Conception et construction		
6.2.1 o	Matériaux ou accessoires favorisant la croissance de microorganismes ou se corrodant facilement.	Remplacer les matériaux et accessoires par des matériaux anti-corrosion, ne favorisant pas la croissance de microorganismes.		o
6.2.2 o	Tuyauterie non accessible pour nettoyage ; réservoirs d'équilibrage non accessibles pour nettoyage et désinfection.	S'assurer que la tuyauterie et les réservoirs d'équilibrage sont accessibles pour nettoyage et désinfection.	o	
		6.3 Équipement		
6.3.1 o	Dispositif de désinfection à ultraviolet (UV) installé mais mal entretenu et/ou turbidité de l'eau supérieure à 0,5 unité de turbidité néphélométrique (UTN	Assurer la maintenance des dispositifs de désinfection à UV, conformément aux instructions des fabricants.	o	
		Contrôler la turbidité de l'eau afin de la maintenir à un niveau inférieur à 0,5 UTN.	o	
		6.4 Fonctionnement, nettoyage et maintenance		
6.4.1 o	Absence de programme de traitement de l'eau.	Prévoir et mettre en œuvre un plan de traitement de l'eau incluant l'utilisation de produits chimiques et de biocides, si nécessaire.		o
6.4.2 o	Aucune utilisation de produits chimiques ou de biocides pour contrôler l'activité microbiologique et/ou manque de régularité dans l'étalonnage des pompes de dosage chimique automatique ou d'autres équipements.	S'assurer que la maintenance des pompes de dosage chimique automatique et autres équipements est correctement réalisée, et que l'étalonnage est régulièrement effectué.	o	
6.4.3 o	Incapacité des membres d'équipage responsables à prouver leurs connaissances et/ou leurs compétences dans l'exploitation correcte et la maintenance des systèmes de la piscine.	Former les membres d'équipage responsables afin qu'ils disposent des connaissances et/ou des compétences nécessaires à l'exploitation et à la maintenance des systèmes de la piscine. Évaluer leurs connaissances et/ou compétences après la formation.		o
6.4.4 o	Incapacité des membres d'équipage responsables à prouver leur connaissance des procédures correctes de dosage chimique manuel.	Former les membres d'équipage responsables afin qu'ils disposent des connaissances et/ou des compétences nécessaires à la mise en application du programme de traitement des eaux.	o	

<table>
<tr><th>Codes du secteur</th><th>Résultats de l'inspection : preuves recueillies, résultats des échantillons, documents examinés</th><th>Mesures de lutte et actions correctives</th><th>Requis</th><th>Recommandé</th></tr>
<tr><td rowspan="4">6.4.5
o</td><td rowspan="3">Paramètres d'exploitation situés en dehors de la fourchette acceptable pour un spa. Valeurs acceptables :
•La quantité de chlore libre ne doit pas excéder 3 mg/l dans les piscines publiques et semi-publiques, et 5 mg/l dans les jacuzzis.
•La quantité de brome ne doit pas excéder 4 mg/l dans les piscines publiques et semi-publiques, et 5 mg/l dans les jacuzzis.
•pH allant de 7,2 à 7,8 pour les désinfectants au chlore.
•pH allant de 7,2 à 8,0 pour les produits à base de brome ou autres produits non chlorés.
• Turbidité < 0.5 UTN.</td><td>Fermer les piscines et vérifier la valeur de pH et son étalonnage, rectifier, puis vérifier à nouveau le pH. Si le pH est encore situé en dehors des limites, vider la piscine et remplir à nouveau avec de l'eau propre jusqu'à atteindre un pH de 7,2, puis ajouter la quantité appropriée de désinfectant.</td><td></td><td>o</td></tr>
<tr><td>Vérifier que les unités de dosage et l'étalonnage fonctionnent correctement (c'est-à-dire qu'ils contiennent suffisamment de désinfectant, que le débit est adapté, et qu'il n'existe aucune poche d'air ou aucun blocage dans la tuyauterie).</td><td>o</td><td></td></tr>
<tr><td>Former les membres d'équipage responsables afin qu'ils disposent des connaissances et/ou des compétences nécessaires à la surveillance des limites d'exploitation sûre. Évaluer leurs connaissances et/ou compétences après la formation.</td><td></td><td>o</td></tr>
<tr><td>Valeurs microbiologiques situées en dehors de la fourchette acceptable (voir la Directive OMS Guide sur la sécurité des aires de loisirs aquatiques, volume 2, Tableau 5.3 Fréquence recommandée d'échantillonnage de routine et directives opérationnelles concernant les analyses microbiennes en conditions normales d'exploitation)

Incapacité des membres d'équipage responsables à prouver leurs connaissances et/ou leurs compétences concernant le respect des limites d'exploitation sûre des paramètres définis.</td><td>Prélever des échantillons microbiologiques et réaliser au minimum les analyses visant à dénombrer les bactéries hétérotrophes, Escherichia coli, Pseudomonas aeruginosa, Legionella spp.</td><td>o</td><td></td></tr>
<tr><td>6.4.6
o</td><td>Incapacité des membres d'équipage responsables à prouver leurs connaissances et/ou leurs compétences concernant la mise en œuvre d'actions correctives en cas de situation hors norme reconnue comme telle.</td><td>Former les membres d'équipage responsables afin qu'ils disposent des connaissances et/ou des compétences nécessaires à la mise en œuvre d'actions correctives en cas de situation hors norme reconnue comme telle. Évaluer leurs connaissances et/ou compétences après la formation.</td><td>o</td><td></td></tr>
<tr><td>6.4.7
o</td><td>Incapacité des membres d'équipage responsables à démontrer l'existence de vérification :
•de la propreté de l'eau présente dans le système ;
•du rinçage des filtres à sable ;
•de la propreté de la ligne de flottaison, des canaux de surverse, des grilles et des abords de la piscine.</td><td>Former les membres d'équipage responsables afin qu'ils disposent des connaissances nécessaires concernant les procédures de maintenance..</td><td>o</td><td></td></tr>
<tr><td>6.4.8
o</td><td>Incapacité des membres d'équipage responsables à démontrer leur connaissance des niveaux de contrôle définis de biocide, ou de la vitesse de libération ou d'addition du biocide.</td><td>Former les membres d'équipage responsables afin qu'ils disposent des connaissances nécessaires concernant les niveaux de contrôle définis de biocide, ou de la vitesse de libération ou d'addition du biocide.</td><td>o</td><td></td></tr>
</table>

Codes du secteur	Résultats de l'inspection : preuves recueillies, résultats des échantillons, documents examinés	Mesures de lutte et actions correctives	Requis	Recommandé
6.4.9 o	Aucun test microbiologique effectué à la recherche d'organismes indicateurs.	Effectuer régulièrement des tests à la recherche d'organismes indicateurs.	o	
6.4.10 o	Piscines à circulation continue d'eau de mer exploitées au port, en l'absence de traitement approprié de l'eau.	Fermer les piscines à circulation continue d'eau de mer dès que le navire est au port ou dans d'autres eaux susceptibles d'héberger une contamination possible.	o	
6.4.11 o	Abords de la piscine, canaux de surverse, tuyauterie apparente, filtres et accessoires visiblement sales ou graisseux.	Nettoyer immédiatement les éléments sales.	o	
		Prévoir et mettre en œuvre une procédure concernant le nettoyage régulier des piscines.		o
6.4.12 o	Incapacité des membres d'équipage responsables à prouver leurs connaissances et/ou leurs compétences concernant les procédures de nettoyage régulier des systèmes de la piscine.	Former les membres d'équipage responsables afin qu'ils disposent des connaissances concernant les procédures de nettoyage régulier des installations de la piscine. Évaluer leurs connaissances et/ou compétences après la formation.	o	
6.4.13 o	Les surfaces du sauna semblent sales et mal entretenues.	Nettoyer et désinfecter toutes les surfaces en contact avec les personnes, afin d'éviter la propagation des maladies (maladies de peau, etc.).		o
6.4.14 o	Incapacité des membres d'équipage responsables à démontrer la présence d'informations appropriées concernant l'hygiène à l'attention des utilisateurs.	Fournir des informations appropriées concernant l'hygiène aux utilisateurs, telles qu'une signalisation du type « Merci d'utiliser les toilettes et les douches » et « Évitez de plonger votre tête dans l'eau dans les spas », etc.	o	
6.4.15 o	Signes de la présence de vecteurs de maladies.	Mettre en œuvre des mesures de contrôle des vecteurs de maladies et procéder à une désinfection.	o	
6.5 Procédures d'urgence				
6.5.1 o	Absence de procédure définie de réponse aux accidents fécaux, et/ou incapacité des membres d'équipage responsables à prouver leurs connaissances et/ou leurs compétences concernant les procédures de nettoyage et désinfection d'urgence.	Prévoir et mettre en œuvre une procédure de nettoyage et désinfection d'urgence. Former les membres d'équipage responsables afin qu'ils disposent des connaissances requises concernant la procédure de nettoyage et désinfection d'urgence. Évaluer leurs connaissances et/ou compétences après la formation.		o

Secteur 7 Déchets solides et déchets médicaux

Introduction

En fonction du type de navire et de son trajet, de grandes quantités de déchets peuvent être produits à bord. Les déchets peuvent être divisés en plusieurs types : déchets alimentaires, papiers et cartons, boîtes de conserve et canettes, verre, plastiques, substances huileuses et déchets médicaux à risque infectieux.

Le terme « ordures » s'entend des déchets alimentaires et domestiques et des déchets provenant de l'exploitation normale d'un bâtiment, à l'exception du poisson frais entier ou non, selon la définition donnée dans l'Annexe V de la Convention internationale OMI concernant la pollution de la mer par les navires (MARPOL 73/78).

Alors que les règlements de la convention MARPOL concernent la protection de l'environnement, une gestion et une évacuation non sécurisées des déchets d'un navire peuvent également avoir des conséquences néfastes pour la santé. L'Annexe V de la convention MARPOL fournit des informations précises sur la conservation, la collecte sélective, le stockage et l'évacuation des déchets à bord, à terre ou par-dessus bord (dans des lieux où les zones côtières ne seront pas affectées). L'Annexe V de la convention MARPOL inclut également des mesures visant à prévenir la survenue de risques sanitaires.

Les normes et recommandations internationales doivent être respectées afin de prévenir toute pollution des mers et la survenue de risques pour la santé publique.

Les recommandations de cette check-list suivent le flux des déchets production–transport–traitement–stockage–évacuation.

Normes et recommandations internationales

OMI, Convention internationale, concernant la pollution de la mer par les navires 1973, telle que modifiée par le protocole de 1978 (MARPOL 73/78).

V : Prévention de la pollution par les ordures des navires.

Type de déchets	Hors zones spéciales	A l'intérieur des zones spéciales
Plastiques (y compris cordages et filets de pêche en fibre synthétique, et sacs à ordures en matière plastique	Rejets interdits	Rejets interdits
Fardage, matériaux de revêtement et d'emballage qui flotteraient	Rejets interdits à moins de 25 milles nautiques des côtes	Rejets interdits
Papier, chiffons, verre, métal, bouteilles, vaisselle et matériaux similaires	Rejets interdits à moins de 25 milles nautiques des côtes	Rejets interdits
Tous autres déchets sous forme broyée (papiers, chiffons, verre, etc.) [a]	Rejets interdits à moins de 3 milles nautiques des côtes	Rejets interdits
Rejets alimentaires sous forme broyée [a]	Rejets interdits à moins de 3 milles nautiques des côtes	Rejets interdits à moins de 12 milles nautiques des côtes
Rejets alimentaires non broyés	Rejets interdits à moins de 12 milles nautiques des côtes	Rejets interdits à moins de 12 milles nautiques des côtes
Déchets mélangés refusés	En fonction des substances[b]	En fonction des substances[b]

[a] Les déchets broyés doivent pouvoir passer dans un tamis dont les mailles sont inférieures à 25 mm.
[b] Lorsque les déchets sont mélangés à d'autres substances nocives, la réglementation la plus contraignante sera appliquée.

Commission du Codex Alimentarius (2003). CCA/RCP1-1969 (Rev.4-2003) Code d'usages international recommandé - Principes généraux d'hygiène alimentaire ; inclut la méthode HACCP et des directives concernant son application.

OMS (2004). Révision continue des Directives de qualité pour l'eau de boisson et Guide d'hygiène et de salubrité à bord des navires (ébauche), 10/2004. Genève, OMS.

OMS (1999). Gestion sûre des déchets issus des activités de soins de santé. Genève, OMS.

OMI (2000). Directives visant à garantir l'adéquation des installations portuaires de réception des déchets. Londres, OMI.

Résolution MEPC.70(38) de l'OMI : Directives pour le développement de plans de gestion des déchets, OMI.

Résolution MEPC.76(40) de l'OMI : Spécifications sur la conformité des incinérateurs à bord des navires. Londres, OMI.

Convention OMI visant à faciliter le trafic maritime international 1965, modifiée, édition 2006. Annexe 5 : Certificats et documents exigés à bord des navires.

Risques principaux

Les aliments attirent des vecteurs de maladies, et notamment les rongeurs, les mouches et les cafards. Tous les déchets sont suceptibles de contenir des agents physiques, des agents microbiens dangereux ou des agents chimiques ; par exemple, des objets pointus du type aiguilles peuvent héberger des agents infectieux. Des produits chimiques dangereux peuvent se trouver sur les déchets et créer un risque pour le personnel chargé de la manipulation des ordures.

Les êtres humains peuvent être exposés directement, à bord du navire ou dans le port, par contact avec des déchets gérés de manière non sécurisée. Une exposition peut également se produire lors du transfert dans l'environnement d'organismes ou de substances dangereuses n'ayant pas été rejetés de manière sécurisée. Toutefois, il est possible de gérer les déchets et de les rejeter de manière à éviter tout danger. Un plan de gestion des déchets devra inclure des procédures visant à faciliter le traitement, le stockage et le rejet des déchets dans de bonnes conditions de sécurité.

Examen de la documentation

Documents requis :

- Un plan de gestion des déchets pour tout navire de plus de 400 tonneaux, et pour tout navire autorisé à transporter 15 personnes ou plus ; ce document doit inclure toutes les informations exigées par les Directives pour le développement de plans de gestion des déchets de la commission sur la protection de l'environnement marin ;
- Un registre des ordures pour tout navire de plus de 400 tonneaux, et pour tout navire autorisé à transporter 15 personnes ou plus ; ce document doit inclure toutes les informations relatives aux quantités des différents types de déchets produits à bord, ainsi que des informations concernant les processus de rejet et d'incinération ;
- Manuel de gestion de la sécurité internationale ;
- Instructions concernant la maintenance des unites de traitement des déchets (incinérateurs, etc.) ;
- Plans de construction du réseau d'assainissement afin de pouvoir vérifier les évacuations dans les aires de stockage.

Références

Conventions internationales

OMI, Convention du travail maritime 2006.

Directives et normes

OMS (1999). Gestion sûre des déchets issus des activités de soins de santé. Genève, OMS.

OMS (2011). Guide d'hygiène et de salubrité à bord des navires. Genève, OMS.

Codes du secteur	Résultats de l'inspection : preuves recueillies, résultats des échantillons, documents examinés	Mesures de lutte et actions correctives	Requis	Recommandé
		7.1 Registre des déchets **Exigé pour tout navire > 400 tonneaux ou avec ≥ 15 personnes à bord**		
7.1.1 o	Absence de registre des déchets, ou registre des déchets ne mentionnant pas toutes les opérations de rejet et d'incinération. La date, l'heure, la position du navire, la description du déchet et la quantité estimée de déchets incinérés ou rejetés ne sont pas consignés et/ou signés.	Tous les registres des déchets doivent être disponibles pendant une durée minimum de 2 ans. Notifier aux autorités de contrôle de l'État du port.	o	
		Le registre des déchets doit être à jour. Fournir les informations manquantes aux autorités de contrôle de l'État du port et à l'autorité compétente.	o	
		7.2 Plan de gestion des déchets **Exigé pour tout navire > 400 tonneaux ou avec ≥ 15 personnes à bord**		
7.2.1 o	Absence de plan de gestion des déchets, ou plan de gestion des déchets ne mentionnant pas toutes les procédures concernant la collecte, le stockage, le traitement et le rejet des déchets.	Prévoir un plan de gestion des déchets conforme aux directives de l'OMI.	o	
		Mettre en œuvre toutes les procédures concernant la collecte, le stockage, le traitement et le rejet des déchets mentionnées dans le plan.	o	
		Nommer une personne responsable de la mise en œuvre du plan de gestion des déchets.	o	
		Traduire le plan de gestion des déchets dans la langue de travail des membres de l'équipage.	o	
		7.3 Gestion		
7.3.1 o	Manque de documents pédagogiques et/ou signe du manque évident de connaissances des procédures concernant les déchets et des règlements relatifs au rejet des déchets.	Former l'équipage aux procédures et règlements relatifs à la collecte, au traitement, au tri et au rejet des déchets.		o
		Fournir à l'équipage des documents pédagogiques concernant le tri, le traitement, le stockage et le rejet des déchets.		o
		Afficher une signalisation en anglais, en français ou en espagnol, informant les passagers et l'équipage des exigences de l'Annexe V de la convention MARPOL concernant le rejet des déchets.	o	
		7.4 Aires de production de déchets		
7.4.1 o	Les conteneurs à déchets alimentaires : • ne sont pas disponibles ; • sont sales ; • ne disposent pas de couvercle permettant une fermeture hermétique ; • ne sont pas étanches ; • émettent une odeur forte ; • attirent les rongeurs ou autres vermines. Les aires de production des déchets incluent notamment les cuisines, l'office et les restaurants.	Installer des conteneurs à déchets étanches, non-absorbants et facilement nettoyables, pouvant être désinfectés et équipés d'un couvercle hermétique.	o	
		Frotter, laver et désinfecter les conteneurs avec soin après chaque déchargement.	o	
		Prévenir l'arrivée de vermines dans le secteur.	o	

<table>
<tr><th>Codes du secteur</th><th>Résultats de l'inspection : preuves recueillies, résultats des échantillons, documents examinés</th><th>Mesures de lutte et actions correctives</th><th>Requis</th><th>Recommandé</th></tr>
<tr><td rowspan="2">7.4.2
o</td><td rowspan="2">Les conteneurs à déchets hors déchets alimentaires :
• ne sont pas étanches ;
• sont absorbants ;
• sont difficiles à laver ;
• ne sont pas équipés de couvercles permettant une fermeture hermétique</td><td>Équiper la zone avec les conteneurs adaptés.</td><td>o</td><td></td></tr>
<tr><td>Définir une zone adéquate de stockage des conteneurs à déchets.</td><td></td><td>o</td></tr>
<tr><td rowspan="3">7.4.3
o</td><td rowspan="3">Les conteneurs existants sont :
•sales ;
•cassés ;
•attirent les rongeurs ou autres vermines ;
•un lieu où les vecteurs de maladies se nourrissent ou se reproduisent, soit à l'intérieur soit à l'extérieur des conteneurs.</td><td>Nettoyer, désinsectiser et désinfecter les conteneurs sales dans un endroit éloigné des zones alimentaires.</td><td>o</td><td></td></tr>
<tr><td>Nettoyer, désinsectiser et désinfecter la zone affectée.</td><td>o</td><td></td></tr>
<tr><td>Remplacer les conteneurs cassés.</td><td>o</td><td></td></tr>
<tr><td rowspan="2">7.4.4
o</td><td rowspan="2">Conteneurs à déchets non hermétiquement fermés entre les différentes opérations (la présence de conteneurs ouverts peut être requise pendant certaines opérations de manipulation des aliments).</td><td>Couvrir les conteneurs à déchets présents dans les zones de préparation des aliments ou de service, pendant toutes les opérations, dans la mesure du possible.</td><td></td><td>o</td></tr>
<tr><td>Équiper les zones alimentaires avec des conteneurs pouvant être ouverts sans les mains (avec une pédale, exemple).</td><td></td><td>o</td></tr>
<tr><td rowspan="3">7.4.5
o</td><td rowspan="3">Prise en charge insatisfaisante des graisses retirées des déchets alimentaires de la cuisine.</td><td>Installer un séparateur de graisse entre les tuyaux d'évacuation des eaux usées de la cuisine et le système de collecte des eaux usées.</td><td>o</td><td></td></tr>
<tr><td>Recueillir et rejeter les graisses de façon légale (installations de récupération des déchets autorisées au port, incinération ou évacuation par-dessus bord en haute mer).</td><td>o</td><td></td></tr>
<tr><td>Nettoyer le séparateur à graisse.</td><td></td><td>o</td></tr>
<tr><td>7.4.6
o</td><td>Signes de la présence de vecteurs et/ou de réservoirs.</td><td>Désinfecter les réservoirs et mettre en œuvre des mesures de contrôle des vecteurs.</td><td>o</td><td></td></tr>
<tr><td colspan="5">7.5 Déchets médicaux</td></tr>
<tr><td rowspan="5">7.5.1
o</td><td rowspan="5">Accumulation de déchets médicaux au point de production (installations médicales, etc.).</td><td>Retirer les déchets correctement emballés du point de production et les placer dans un lieu de stockage dédié.</td><td>o</td><td></td></tr>
<tr><td>Évacuer les déchets médicaux aussi rapidement que possible dans des installations adaptées à terre.</td><td>o</td><td></td></tr>
<tr><td>Réduire au maximum le temps de stockage.</td><td></td><td>o</td></tr>
<tr><td>Inclure la gestion des déchets médicaux dans le plan de gestion des déchets.</td><td>o</td><td></td></tr>
<tr><td>Stocker les déchets à risque infectieux dans des sacs en plastique ou des conteneurs jaunes, portant une étiquette « HAUTEMENT INFECTIEUX » ainsi que le symbole international de risque biologique.</td><td>o</td><td></td></tr>
</table>

Codes du secteur	Résultats de l'inspection : preuves recueillies, résultats des échantillons, documents examinés	Mesures de lutte et actions correctives	Requis	Recommandé
7.5.2 o	Déchets médicaux non évacués dans des sacs en plastique ou des conteneurs colorés et étiquetés, ou non stockés séparément. Déchets médicaux dangereux non séparés des déchets médicaux non-dangereux.	Stocker les déchets non-infectieux issus des installations médicales dans des sacs en plastique noirs.		o
		Stocker les déchets médicaux à l'écart des autres déchets, dans un lieu dédié.	o	
		Fournir de nouveaux sacs ou conteneurs pour déchets.		o
		Fournir des porte-sacs ou porte-conteneurs adaptés dans le dispensaire ou les installations médicales.		o
		Afficher des instructions concernant la séparation et l'identification des déchets à chaque point de collecte des déchets.		o
		Retirer les sacs et les conteneurs lorsque ceux-ci sont aux trois-quarts pleins.		o
		Fermer hermétiquemeent les sacs à déchets (avec des attaches de câble, etc.).		o
7.5.3 o	Déchets médicaux liquides non déversés dans le système des eaux usées (eaux noires) ; dispensaire ou installations médicales non reliés au système des eaux usées.	Relier les tuyaux de récupération des déchets médicaux liquides et des eaux usées issus des zones de soins médicaux, et notamment les baignoires, les douches et les lavabos, au réseau d'assainissement.	o	
7.5.4 o	Déchets pointus et tranchants (aiguilles, lames, etc.) non stockés dans les conteneurs adaptés ; déchets autres que pointus et tranchants trouvés dans le conteneur ; conteneur(s) plein(s).	Se débarrasser des déchets pointus et tranchants dans les conteneurs en plastique adaptés.	o	
		Fournir des conteneurs à déchets pointus et tranchants en métal ou en plastique anti-perforation, équipés de couvercles, rigides, imperméables et inviolables. Les conteneurs doivent être jaunes et porter une étiquette « HAUTEMENT INFECTIEUX » ainsi que le symbole international de risque biologique.	o	
		Fournir les conteneurs à déchets adaptés permettant d'éviter toute blessure en cas de roulis du navire.		o
		Verser le contenu de tous les conteneurs pleins aux trois-quarts dans un sac à déchets médicaux infectieux de couleur jaune avant de les évacuer du dispensaire.	o	
		Ne jeter aucun déchet autre que les déchets pointus ou tranchants dans les conteneurs prévus à cet effet.		o
7.5.5 o	Déchets pharmaceutiques stockés ou éliminés de manière inadaptée.	Idéalement, stocker les déchets pharmaceutiques (médicaments périmés, etc.) dans des sacs en plastique marron et les évacuer sur une installation d'élimination des déchets à terre.		o
		Interdire toute incinération à basse température ou toute évacuation des produits pharmaceutiques dans le réseau d'assainissement.		o
7.5.6 o	Aucun lieu sûr de stockage pour un stockage et/ou un traitement sans danger des déchets médicaux.	Désigner un lieu de stockage pour les déchets médicaux et en interdire l'accès sans autorisation.	o	
7.5.7 o	Matières plastiques ou matériaux mouillés trouvés sur le point d'être incinérés.	Incinérer uniquement les matériaux à base de papier ou de tissu.	o	

Codes du secteur	Résultats de l'inspection : preuves recueillies, résultats des échantillons, documents examinés	Mesures de lutte et actions correctives	Requis	Recommandé
7.5.8 o	Membres d'équipage manipulant des déchets médicaux à risque infectieux non vaccinés contre l'hépatite B.	Vacciner contre l'hépatite B les membres d'équipage responsables de la manipulation de ces déchets.		o
7.5.9 o	Signes de la présence de vecteurs et/ou de réservoirs.	Désinfecter, dératiser et appliquer immédiatement des insecticides.	o	
		7.6 Déchets chimiques dangereux		
7.6.1 o	Aucun emplacement dédié au stockage des déchets chimiques dangereux ; zone non sécurisée contre tout accès non-autorisé ; zone sale, insuffisamment éclairée ou insuffisamment ventilée.	Désigner un lieu de stockage des déchets dangereux.	o	
		Améliorer l'éclairage dans la zone de stockage.		o
		Améliorer la ventilation dans la zone de stockage.		o
		Nettoyer le lieu de stockage.	o	
		Sécuriser le lieu de stockage contre tout accès non-autorisé.	o	
7.6.2 o	Déchets chimiques dangereux de différentes compositions s'accumulant ou non stockés séparément	Stocker séparément les différents déchets chimiques afin d'éviter toute réaction chimique.	o	
		Évacuer les déchets vers des organisations ou agences approuvées de gestion des déchets dangereux.	o	
		Obtenir des informations concernant les installations de récupération de déchets adaptées dans les ports, afin de minimiser l'accumulation de déchets dangereux.		o
7.6.3 o	Signes de la présence de vecteurs et/ou de réservoirs.	Désinfecter, dératiser et appliquer immédiatement des insecticides.	o	
		7.7 Transport		
7.7.1 o	Intérieur des monte-charge déchets et des vide-ordures, ou de tout autre système d'évacuation des déchets : • construits de manière inadaptée ; • présentent des traces de saleté ou d'accumulation de graisse ; • dégagent une forte odeur ; • sont endommagés ou corrodés.	Nettoyer et désinfecter les installations d'évacuation des déchets.	o	
		Installer au fond des monte-charge un recouvrement amovible, nettoyable, non-absorbant et anti-corrosion, avec une remontée adaptée d'au moins 10 mm sur tous les côtés.		o
		Améliorer la construction pour permettre un nettoyage et une désinfection aisés des systèmes d'évacuation des déchets.		o
		Remplacer l'intérieur des monte-charge déchets et des vide-ordures par de l'acier inoxydable.		o
		Équiper les vide-ordures de systèmes de nettoyage automatique.		o
		Nettoyer et désinfecter régulièrement tous les vide-ordures et les monte-charge.	o	
7.7.2 o	Aucune évacuation prévue en bas des gaines de monte-charge ; évacuation non reliée au réseau d'assainissement ; fond de la gaine sale.	Installer des évacuations au fond des monte-charge déchets.		o
		Connecter les évacuations au réseau d'assainissement.		o
		Nettoyer et désinfecter le fond des monte-charge.		o
7.7.3 o	Signes de la présence de vecteurs et/ou de réservoirs	Désinfecter, dératiser et appliquer immédiatement des insecticides.	o	

Codes du secteur	Résultats de l'inspection : preuves recueillies, résultats des échantillons, documents examinés	Mesures de lutte et actions correctives	Requis	Recommandé
7.8 Traitement des déchets				
7.8.1 o	Tables de triage non construites dans des matériaux imperméables ou non-absorbants (acier inoxydable de préférence), sans coins concaves ni bord arrondi ; tables de triage cassées ou sales.	Nettoyer et désinfecter les tables de triage avec soin après chaque utilisation.		o
		Installer des tables de triage fabriquées dans des matériaux adaptés (acier inoxydable de préférence), avec coins concaves et bords arrondis. En cas de présence d'hiloires de pont, ceux-ci doivent mesurer 8 cm de haut minimum, et doivent être concaves. Les tables doivent être évacuées vers le réseau d'assainissement.		o
7.8.2 o	La pièce de traitement des déchets ne répond pas aux mêmes critères que les pièces de stockage des déchets.	Équiper les pièces de traitement des déchets avec les mêmes éléments que les pièces de stockage des déchets (ventilation, éclairage, tuyaux et évacuations d'eau potable, etc.).		o
7.8.3 o	Aucune station de lavage des mains disponible à proximité des zones de traitement des déchets. Stations de lavage des mains inadéquatement équipées.	Fournir des stations de lavage des mains disposant d'eau potable chaude et froide.		o
		Équiper les stations de lavage des mains d'essuie-mains jetables, de savon liquide, de liquide de désinfection des mains, de poubelles, et d'une signalisation portant la mention « Lavez-vous et désinfectez-vous les mains ».		o
		Installer un système de tuyaux et des évacuations suffisantes pour éviter l'accumulation d'eau.		o
7.8.4 o	Aucun équipement de protection individuelle (EPI) disponible ; EPI en mauvais état ; et/ou membres d'équipage ne démontrant aucune compétence dans l'utilisation des EPI.	Équiper les membres d'équipage responsables de la manipulation des déchets de lunettes de sécurité ou d'écrans faciaux, de masques faciaux, de gants en caoutchouc, de gants de travail, de chaussures ou de bottes de sécurité, ainsi que d'une combinaison de protection. Former ces personnes.	o	
7.8.5 o	Taille trop importante des morceaux de déchets broyés et destinés à être rejetés par-dessus bord.	Avant évacuation, broyer les déchets jusqu'à ce qu'ils puissent passer dans un tamis dont les mailles sont inférieures à 25 mm.	o	
7.8.6 o	Commutateur et/ou compacteurs sales, dégageant une forte odeur ou attirant les rongeurs et autres vermines.	Nettoyer, désinfecter et dératiser les installations de traitement des déchets.	o	
7.8.7 o	Lieu utilisé pour le nettoyage des conteneurs à déchets favorisant la contamination croisée et/ou en mauvais état sanitaire.	Désigner un lieu de nettoyage des conteneurs à déchets, éloigné de toute zone alimentaire (dans une pièce de stockage des déchets correctement équipée et entretenue, par exemple).		o
7.8.8 o	Signes de la présence de vecteurs et/ou de réservoirs.	Désinfecter, dératiser et appliquer immédiatement des insecticides.	o	

Codes du secteur	Résultats de l'inspection : preuves recueillies, résultats des échantillons, documents examinés	Mesures de lutte et actions correctives	Requis	Recommandé
		7.9 Stockage		
7.9.1 o	Les lieux de stockage ne répondent pas aux exigences suivantes : • taille adéquate ; • protégés du soleil ; • inaccessibles aux animaux, aux insectes et aux oiseaux ; • faciles à nettoyer et à désinfecter ; • sol dur, résistant, non-absorbant ; • évacuation vers le réseau d'assainissement ; • présence d'un point d'eau pour le nettoyage ; • présence d'un tuyau d'eau pour le nettoyage ; • facilement accessibles aux membres d'équipage responsables ; • sécurisation contre tout accès non-autorisé ; • bon éclairage (220 lux) et bonne ventilation ; • non situé à proximité des stocks d'aliments frais ou des zones de préparation des aliments	S'assurer que les locaux réservés aux déchets sont suffisamment grands pour contenir les déchets non traités pendant la plus longue période de temps prévue entre deux déchargements des déchets.	o	
		Prévoir un planning de nettoyage et désinfection régulier.		o
		Installer une protection solaire ou changer de local de stockage afin d'éviter toute source de chaleur, solaire ou autre.	o	
		Protéger la pièce de stockage des intrusions d'animaux et d'insectes.	o	
		Fermer hermétiquement les conteneurs stockés sur le pont.	o	
		Installer des évacuations et connecter celles-ci au réseau d'assainissement.	o	
		Fournir l'eau courante ainsi qu'un tuyau d'eau, pour le nettoyage.		o
		Sécuriser le local ou les conteneurs à déchets contre tout accès non-autorisé.	o	
		Améliorer la ventilation et l'éclairage.		o
		S'assurer que les zones destinées aux déchets sont éloignées des zones alimentaires.		o
7.9.2 o	Aucune station de lavage des mains disponibles à proximité des zones de stockage des déchets. Stations de lavage des mains inadéquatement équipées.	Fournir des stations de lavage des mains disposant d'eau potable chaude et froide.		o
		Équiper les stations de lavage des mains d'essuie-mains jetables, de savon liquide, de liquide de désinfection des mains, de poubelles, et d'une signalisation portant la mention « Lavez-vous et désinfectez-vous les mains ».		o
		Installer un système de tuyaux et des évacuations suffisantes pour éviter l'accumulation d'eau.		o
7.9.3 o	Absence d'armoire de rangement pour le matériel de nettoyage ; équipement sale ou cassé.	Équiper l'armoire de rangement d'outils de nettoyage, loin des aliments.		o
		Fournir un équipement de nettoyage approprié.	o	
7.9.4 o	Absence de stock d'équipement de nettoyage, d'EPI et de sacs ou conteneurs à déchets à proximité de la zone de stockage.	Fournir un équipement de nettoyage.		o
		Fournir des EPI, et notamment lunettes de sécurité ou écran facial, gants de travail en caoutchouc, masques faciaux, chaussures ou bottes de sécurité, et combinaison de protection.		o
		Fournir des conteneurs et/ou sacs à déchets adaptés, à proximité de la zone de stockage.		o
7.9.5 o	Quantité inadaptée de conteneurs à déchets. Aucune séparation en fonction des types de déchets, ou nombre insuffisant de réceptacles appropriés.	Fournir des conteneurs de capacité suffisante pour le papier, les plastiques, les boîtes métalliques, les déchets alimentairs et les déchets secs.	o	
		Étiqueter les conteneurs à déchets en fonction du contenu.	o	
		Stocker séparément les différents types de déchets.	o	
		Stocker les déchets secs et les déchets alimentaires dans des conteneurs hermétiquement fermés et protégés des intempéries et des intrusions de rongeurs et autres vermines.	o	

Codes du secteur	Résultats de l'inspection : preuves recueillies, résultats des échantillons, documents examinés	Mesures de lutte et actions correctives	Requis	Recommandé
7.9.6 o	Conteneurs sales ou attirant des vecteurs de maladies.	Nettoyer et désinfecter minutieusement les conteneurs, et appliquer des insecticides, après chaque chaque déchargement si nécessaire.		o
7.9.7 o	Absence d'espace réfrigéré pour les déchets humides, si nécessaire.	Prévoir un espace réfrigéré et scellé pour le stockage des déchets humides ; cet espace doit répondre aux mêmes critères que ceux utilisés pour les pièces de stockage des aliments réfrigérés.		o
7.9.8 o	Pièce de stockage des déchets remplie de déchets.	Décharger les déchets dans les installations de réception portuaire.		o
		Rassembler des informations sur les installations de réception portuaire adaptées disponibles dans les prochains ports d'escale.		o
7.9.9 o	Vecteurs ou réservoirs observés.	Désinfecter, dératiser et appliquer immédiatement des insecticides.	o	
		7.10 Incinérateur		
7.10.1 o	Rejet dans la mer de cendres, de matières plastiques ou d'autres substances susceptibles de contenir des métaux lourds ou autres susbtances toxiques.	Former les membres d'équipage à l'élimination appropriée des cendres de l'incinérateur.		o
		Informer l'autorité compétente des violations de la convention MARPOL.	o	
7.10.2 o	Signes de fuites de gaz et/ou de particules émanant de la chambre de combustion.	Vérifier l'échappement et l'étanchéité au gaz de l'unité d'incinération.		o
7.10.3 o	Absence de signalisation visible sur l'incinérateur pour prévenir qu'il est interdit d'en ouvrir les portes pendant que l'incinérateur est en marche et qu'il ne faut pas surcharger de déchets l'incinérateur.	Mettre en place la signalisation appropriée, avec les mentions « Ne pas ouvrir lorsque l'unité est en marche » et « Ne pas surcharger l'incinérateur ».		o
7.10.4 o	Incinérateur plein de cendres ou de scories.	Nettoyer la chambre de combustion et décharger les cendres ou scories dans une installation de réception portuaire.		o
7.10.5 o	Le local de l'incinérateur est sale, ou les déchets s'y accumulent.	Nettoyer le local de l'incinérateur.	o	
		Stocker les déchets dans un local de stockage adapté.		o
7.10.6 o	Vecteurs ou réservoirs observés.	Désinfecter, dératiser et appliquer immédiatement des insecticides.	o	
		7.11 Déversement		
7.11.1 o	Les déchets ont été déversés par-dessus bord dans une zone spéciale, ou toute autre preuve du déversement prohibé de déchets dans l'eau.	Informer l'autorité compétente (contrôle par l'État du port, etc.).	o	
		Récupérer les déchets et les garder à bord.		o
7.11.2 o	Le capitaine du navire ou les membres d'équipage ne sont pas familiarisés avec les procédures de gestion des déchets à bord.	Afficher une signalisation en anglais, en français ou en espagnol, informant les passagers et l'équipage des exigences de l'Annexe V de la convention MARPOL concernant le rejet des déchets.		o

Secteur 8 Compartiments machines

Introduction

Les compartiments machines et autres compartiments proches sont susceptibles de contenir des agents microbiens, chimiques ou physiques dangereux. Les agents infectieux et produits chimiques dangereux peuvent être transférés depuis les compartiments machines jusqu'aux déchets par le biais de connexions vers les eaux noires (voir définition dans le glossaire), les eaux grises (voir définition dans le glossaire), l'eau de ballast, les effluents des séparateurs eau/hydrocarbures, l'eau de refroidissement, la purge de la chaudière et des générateurs de vapeur, les eaux usées industrielles et autres déchets dangereux.

Les personnes peuvent être directement exposées par contact avec les déchets et les installations de bord qui ne sont pas gérés de manière sécurisée. L'exposition est également possible par le transfert dans l'environnement d'organismes susceptibles de causer des maladies ou de substances dangereuses, en raison d'une gestion environnementale non sécurisée, d'une défaillance opérationnelle ou du manque de formation des membres d'équipage.

Normes et recommandations internationales

<u>OMI, Directives relatives à l'aménagement, la conception et l'agencement des compartiments machines (MSC 68/Circ 834)</u>

1. Chapitre 6.3, Ergonomie :

6.3.7. L'implantation, la conception et l'organisation des compartiments machines et des zones de travail situées dans les salles des machines doivent permettre un nettoyage approprié de la salle des machines.

6.3.9. Un stock de consommables du type ampoules, lampes-torche, piles, protections auditives, lunettes de protection, vêtements de travail jetables, gants, chiffons, tasses, journaux de bord, stylos et crayons, doit être mis, dans la salle des machines, à disposition des employés travaillant dans la salle des machines.

2. Chapitre 6.4, Minimiser le risque grâce à l'implantation et à la conception :

6.4.6. Les salles des machines doivent être approvisionnées en matériel permettant le recueil et l'évacuation du gasoil, des papiers, des chiffons et autres déchets. Du matériel de nettoyage doit également être mis à disposition afin de minimiser le risque de survenue d'un incendie et de blessures pour les membres du personnel.

<u>OMI, Convention internationale concernant la pollution de la mer par les navires 1973, telle que modifiée par le protocole de 1978 (MARPOL)</u>

L'Annexe VI réglemente l'émission dans l'atmosphère par les moteurs diesels d'oxydes d'azote (NOx).

Amendements à l'annexe du protocole de 1997 pour modifier la Convention internationale, concernant la pollution de la mer par les navires 1973, telle que modifiée par le protocole de 1978 (Annexe VI révisée de la convention MARPOL) : une réduction progressive des émissions d'oxydes d'azote (NOx) par les moteurs de navires a également été décidée, les contrôles les plus stricts s'appliquant aux moteurs « Tier III », c.-à-d. les moteurs installés sur des navires construits à partir du 1er janvier 2016 et naviguant dans les zones de contrôle des émissions.

<u>Convention OIT n°133 sur le logement des équipages, 1970</u>

1. Article 9 : A bord des navires jaugeant 1600 tonneaux ou plus, il sera prévu :

b) un water-closet ainsi qu'un lavabo avec eau douce courante, chaude et froide, aisément accessibles depuis les compartiments machines, s'il n'existe pas de telles installations à proximité du poste central de commande des compartiments machines

2. À bord des navires jaugeant 1600 tonneaux ou plus – à l'exception de ceux où sont aménagées des cabines individuelles et des salles de bainss privées ou semi-privées pour l'ensemble du personnel du service des machines – il y aura lieu de prévoir des installations pour se changer qui seront :

a) situées à l'extérieur des compartiments machines, mais aisément accessibles de ceux-ci ; et

b) équipées d'armoires individuelles, ainsi que de baignoires et/ou de douches et de lavabos, alimentés en eau douce courante, chaude et froide.

Risques principaux

Les principaux risques incluent la contamination par vecteurs et les effets de l'environnement des compartiments machines sur la santé au travail des membres d'équipage, et notamment :

- Exposition externe aux hydrocarbures et inhalation de vapeurs d'hydrocarbures entraînées par une mauvaise ventilation et une localisation inappropriée des installations ;
- Températures élevées dans les compartiments machines fermés, sans installations de refroidissement adaptées ;
- Éclairage insuffisant.

Examen de la documentation

Aucune documentation applicable.

Références

Conventions internationales

OMI (1978). Directives relatives à l'aménagement, la conception et l'agencement des compartiments machines (MSC 68/Circ 834). Londres, OMI. Chapitre 6.3, Ergonomie ; Chapitre 6.4, Minimiser le risque grace à l'implantation et à la conception. OMI, Convention internationale, concernant la pollution de la mer par les navires 1973, telle que modifiée par le Protocole de 1978 (MARPOL), Annexe VI.

Codes du secteur	Résultats de l'inspection : preuves recueillies, résultats des échantillons, documents examinés	Mesures de lutte et actions correctives	Requis	Recommandé
		8.1 Construction		
8.1.1 o	Conception ne permettant pas un nettoyage adapté.	Concevoir et organiser les compartiments machines de manière à permettre un nettoyage adapté.		o
		8.2 Gestion		
8.2.1 o	Signes de la présence de vecteurs.	Mettre en œuvre des mesures de contrôle des vecteurs et éliminer les réservoirs.	o	
8.2.2 o	Gaines s'étendant directement depuis le pont exposé jusque dans les compartiments machines, sans protection contre les vecteurs.	Protéger contre les vecteurs les deux extrémités des sorties de service des systèmes d'eau froide/eau chaude desservant plus d'un compartiment.		o
		8.3 Équipements et installations Tous les navires de 1600 tonneaux ou plus		
8.3.1 o	Station de lavage des mains difficilement accessible.	Installer un lavabo avec eau potable chaude et froide, facilement accessible depuis les compartiments machines.	o	
8.3.2 o	Absence de station de lavage et de vestiaires pour les membres du personnel travaillant dans les compartiments machines.	Fournir des vestiaires : • Situés en dehors de la zone des machines mais aisément accessibles ; • Équipés de casiers à vêtements individuels, ainsi que de douches, baignoires et lavabos disposant d'eau potable chaude et froide.	o	
		8.4 Ventilation		
8.4.1 o	Unités de ventilation hors service.	Réparer ou remplacer les unités de ventilation.		o

Secteur 9 Eau potable

Introduction

Une eau de boisson propre est essentielle pour la santé ; par conséquent, chacune des nations du monde dispose de ses propres règlements permettant de fournir une eau de boisson propre à sa population. Les pays n'ayant pas défini leurs propres règlements concernant l'eau de boisson se réfèrent souvent aux Directives OMS de qualité pour l'eau de boisson (DQEB), Vol. 1, 3ème éd. Genève : OMS.

Les navires peuvent être équipés de deux ou trois systèmes d'eau courante : eau potable, eau non-potable utilisée pour les autres procédures d'exploitation, et l'eau nécessaire à la lutte contre les incendies. Dans la mesure du possible, un seul et unique système d'eau courante sera installé pour fournir à la fois l'eau potable de boisson, l'eau potable destinée à l'hygiène personnelle, aux cuisines, à la vaisselle, aux installations médicales et à la blanchisserie. L'eau non-potable, si celle-ci est utilisée à bord du bateau, doit être chargée et distribuée par un système de tuyauterie totalement distinct, et devra adopter un code couleur conforme aux normes internationales en vigueur.

Définition de l'eau de boisson

Les termes « eau de boisson » ou « eau potable » sont utilisés pour définir toute eau destinée à la consommation humaine. Cela inclut non seulement l'eau de boisson et l'eau nécessaire à la cuisine, mais également l'eau destinée au brossage des dents, à la douche, au lavage des mains, au lavage des vêtements, etc. Même à bord des grands navires marchands modernes, les douches et les lavabos disposent d'une « eau douce » tirée directement des installations de dessalement ; par conséquent, cette eau ne correspond pas aux critères de qualité de l'eau potable. L'eau douce est également susceptible de contenir de nombreux risques sanitaires pour le consommateur et la santé publique. Les navires équipés de « systèmes d'eau douce » ne sont donc pas autorisés à utiliser une eau impropre à la consommation humaine.

Normes et recommandations internationales

Convention OIT n°133 (dispositions complémentaires) sur le logement des équipages, 1970

La Convention OIT n°133 a été ratifiée par un grand nombre d'États Membres. Ce document définit les normes standards minimum pour le logement des équipages embarqués sur les navires commerciaux jaugeant 1000 tonneaux ou plus. Cette convention stipule que les personnes à bord doivent avoir un accès permanent à de l'eau potable. De plus, les douches, les baignoires ainsi que les lavabos doivent être équipés d'« eau douce » froide et chaude. La définition de ce terme est problématique, comme décrit plus haut.

La Convention OIT n°133 sera incluse dans la Convention OIT du travail maritime 2006, qui définit les mêmes exigences mais se trouve encore en processus de ratification.

Directives OMS de qualité pour l'eau de boisson

Ce document fournit des informations concernant les aspects microbiens, physiques et chimiques de la qualité de l'eau de boisson ; il est souvent utilisé comme document de référence par différentes législations nationales concernant l'eau de boisson.

Organisation internationale de Normalisation (ISO)

L'ISO a publié un nombre importants de normes internationales décrivant les aspects techniques requis pour la sécurité des constructions d'approvisionnement en eau potable.

Risques principaux

Une mauvaise gestion de l'eau à bord des navires constitue une voie reconnue de transmission de maladies infectieuse. De plus, l'eau peut être une source de cas index de maladies pouvant ensuite être transmis par d'autres voies. La plupart des maladies à transmission hydrique impliquent souvent l'ingestion d'eau contaminée par des pathogènes dérivés d'excréments humains ou animaux. La contamination est liée à la présence d'eau stockée contaminée, aux raccordements transversaux entre système d'eau potable et système d'eau non-potable, à des procédures inappropriées de chargement, à une mauvaise conception des cuves de stockage d'eau potable, et à une désinfection inadaptée. L'espace est souvent limité à bord des navires ; par conséquent, les systèmes d'eau potable sont susceptibles d'être situés à proximité d'une source de chaleur excessive, ou de susbtances dangereuses telles que les eaux usées ou les flux de déchets. L'un des défis majeurs associés à la préservation d'une eau sûre à bord des navires est d'éviter toute contamination croisée.

La procédure de soutage est une procédure à haut risque. Toute manipulation dangereuse ou utilisation de matériel inadapté (tuyaux de lutte contre les incendies, etc.) est susceptible d'entraîner une contamination. Une eau contaminée peut être apportée depuis une installation située à terre et, si le navire ne dispose pas de système de barrière, l'eau est susceptible de contaminer l'eau potable à bord du navire. Une contamination du système (d'approvisionnement) à terre est également possible en l'absence de disconnecteur installé entre l'installation à terre et le navire. Il est crucial de savoir où se situent les risques, et il est nécessaire de mettre en œuvre des bonnes pratiques concernant la manipulation des tuyaux d'eau potable et les procédures de soutage en général.

Les DQEB définissent les critères minimaux recommandés concernant la qualité de l'eau potable. Certains des critères les plus courants sont listés ci-dessous. Les paramètres en caractères gras peuvent être utilisés en tant que paramètres d'évaluation de la sécurité de l'eau à bord des navires.

Apparence et couleur
L'apparence et le goût de l'eau de boisson doivent être acceptables pour le consommateur. L'eau ne doit avoir aucune odeur détectable. Idéalement, l'eau de boisson ne doit pas présenter de couleur visible.

pH
Pour une désinfection au chlore efficace, le pH doit être inférieur à 8,0. Le pH optimal dépend de l'eau et des matériaux utilisés dans le système de distribution de l'eau potable ; toutefois, il se situe habituellement entre 6,5 et 8,0 et peut atteindre 9,5. Le pH est un élément important dans la vérification de l'efficacité du traitement de l'eau et du potentiel corrosif des conduites et des canalisations du système de distribution de l'eau potable.

Température
La température de l'eau doit toujours être inférieure à 25 °C ou supérieure à 50 °C. À des températures comprises entre 25 et 50 °C, il existe un risque important de croissance bactérienne (Legionella spp. notamment) et une analyse de la qualité de l'eau doit être faite.

Conductivité
La conductivité électrique n'est pas un thème abordé dans les DQEB. Il s'agit d'un important paramètre d'exploitation permettant d'évaluer l'efficacité du processus de reminéralisation de l'eau dessalée. Les valeurs typiques (en µS/cm) pour l'eau dessalée sont très basses. Une contamination du distillat ou de l'eau de mer peut être aisément détectée, car l'eau de mer présente une conductivité élevée (par exemple, 50 000 µS/cm).

Chlore
Les taux de chlore libre et de chlore total doivent être relevés pendant ou après le traitement de désinfection, ou plus souvent si nécessaire. Une désinfection efficace exige une concentration de chlore libre (Cl2) située entre 0,5 mg/l et 1,0 mg/l au point de consommation. Les différen-

tes normes en matière de degré de chloration doivent être prises en compte, car celles-ci sont susceptibles de varier. Par exemple, le Vessel Sanitation Program, aux États-Unis, stipule que le taux minimum acceptable de chlore libre relevé au point distant doit, en conditions de consommation, être de 0,2 mg/l, alors qu'en Europe, la concentration maximale autorisée est située aux alentours de 0,6 mg/l.

Plomb
La concentration en plomb ne doit pas dépasser les 10 µg/l.L'utilisation de tuyaux, d'accessoires ou de soudures en plomb peut entraîner une augmentation des taux de plomb dans l'eau de boisson, à l'origine d'effets neurologiques indésirables. Ceci s'avère particulièrement vrai dans le cas de systèmes où l'eau est agressive ou acide. Dans la mesure du possible, les tuyaux en plomb doivent être remplacés.

Cadmium
La concentration en cadmium ne doit pas dépasser 3 µg/l.

Fer
La concentration en fer ne doit pas dépasser 200 µg/l. À des taux supérieurs à 300 µg/l, le fer tache le linge et la robinetterie. À un taux de concentration en fer de moins de 300 µg/l, l'eau ne présente habituellement aucun goût spécifique ; toutefois, une coloration et une turbidité peuvent se développer.

Cuivre
La concentration en cuivre ne doit pas dépasser 2000 µg/l. À des taux supérieurs à 1000 µg/l, le cuivre peut tacher le linge, et à des taux supérieurs à 5000 µg/l, il peut entraîner une coloration orange de l'eau, ainsi qu'une amertume. La présence de corrosion dans la tuyauterie est une cause typique de contamination de l'eau par le cuivre.

Nickel
Une contamination par le nickel peut survenir en cas de libération de nickel par des robinets plaqués au chrome-nickel neufs. De faibles concentrations peuvent également être entraînées par les tuyaux et raccords en acier inoxydable. La libération de nickel s'atténue avec le temps. Le fait d'augmenter le pH de l'eau afin de contrôler la corrosion d'autres matériaux devrait permettre une diminution de la libération de nickel. La concentration en nickel ne doit pas dépasser 20 µg/l.

Zinc
Le principal problème de corrosion des laitons est la dézincification, définie comme la dissolution sélective du zinc contenu dans les laitons duplex, entraînant l'apparition de cuivre sous forme d'une masse poreuse de faible résistance mécanique. Le zinc (sous forme de sulfate de zinc) donne un goût astringent à l'eau, à une concentration d'environ 4000 µg/l. Une eau contenant du zinc à des concentrations excessives situées entre 3000 et 5000 µg/l peut présenter une opalescence ainsi qu'une pellicule grasse se développant à l'ébullition. Les DQEB ne définissent aucune valeur de référence fondée sur des critères de santé, mais des concentrations supérieures à 3000 µg/l peuvent ne pas être acceptables pour les consommateurs.

Dureté
La dureté de l'eau, mesurée par la concentration de carbonate de calcium (CaCO3), doit être située entre 100 mg/l (1 mmol/l) et 200 mg/l (2 mmol/l) afin d'éviter la corrosion et l'entartrage, respectivement.

Turbidité
La turbidité médiane doit idéalement être inférieure à 0,1 unité de turbidité néphélométrique (UTN) pour une désinfection efficace. Les valeurs typiques pour l'eau potable sont comprises entre 0,05 UTN et 0,5 UTN. L'apparence de l'eau présentant une turbidité inférieure à 5 UTN est habituellement acceptable pour tous les consommateurs. Une turbidité élevée est susceptible d'entraîner un détachement des matériaux accumulés sur la surface des tuyaux dans le système de distribution de l'eau.

Microorganismes

Coliformes totaux

Les coliformes sont une grande catégorie de bactéries, parmi lesquelles se trouvent les bactéries capables de survivre et de croître dans l'eau. Par conséquent, elles ne constituent pas un indice de la présence de pathogènes fécaux spécifiques, mais peuvent être utilisées en tant qu'indicateur de l'efficacité du traitement de l'eau, pour évaluer la propreté et l'intégrité des systèmes de disribution, et pour déceler la présence éventuelle de biofilms. La valeur guide est de zéro (0) coliforme par 100 ml d'eau.

Escherichia coli

E. coli est un type de coliforme, et est considérée comme l'indice le plus utile à la surveillance de la contamination fécale, et notamment la surveillance de la qualité de l'eau de boisson. La valeur guide est de zéro (0) E. coli par 100 ml d'eau.

Entérocoques intestinaux

Le groupe des entérocoques intestinaux peut constituer un indice de pollution fécale. La plupart des espèces ne se multiplient pas en milieu aquatique. Parmi les avantages importants présentés par ce groupe, les entérocoques intestinaux tendent à survivre plus longtemps en milieu aquatique que E. coli ou les coliformes thermotolérants, et sont également plus résistants au séchage et à la chloration. La valeur guide est de zéro (0) par 100 ml d'eau.

Clostridium perfringens

La plupart de ces bactéries sont d'origine fécale et produisent des spores exceptionnellement résistantes aux conditions défavorables dans les milieux aquatiques, et notamment à l'irradiation aux rayons ultraviolets, aux valeurs de température et de pH extrêmes, ainsi qu'aux procédés de désinfection tels que la chloration. Comme E. coli, C. perfringens ne se multiplie pas dans la plupart des milieux aquatiques et constitue donc un indicateur hautement spécifique de pollution fécale. C. perfringens ne doit pas être présente dans l'eau de boisson.

Numération des bactéries hétérotrophes

La numération des bactéries hétérotrophes (NBH) permet de détecter un large éventail de microorganismes hétérotrophes, et notamment les bactéries et les champignons. Le test est basé sur la capacité de ces organismes à croître en milieu riche, sans agent inhibiteur ou sélectif, pendant une période d'incubation spécifique et à des températures définies (habituellement entre 22 °C et 36 °C).

La NBH est un paramètre utile pour la gestion de l'exploitation du système d'eau potable d'un navire et l'efficacité de traitement de l'eau. Afin de pouvoir faire une comparaison correcte des résultats de la NBH, il est crucial de prélever plus d'un échantillon dans le système. Au minimum, un échantillon doit être prélevé dans la cuve (en utilisant le robinet d'échantillonnage installé) et un autre échantillon doit être prélevé au robinet le plus éloigné de la cuve (habituellement au niveau du tablier du pont). La comparaison des deux échantillons (ou plus) permet l'interprétation des processus biologiques en jeu à l'intérieur du système de distribution et permet d'obtenir des informations quant à l'efficacité du traitement de l'eau. Afin de pouvoir être en mesure de surveiller le développement d'une croissance microbienne dans un système donné, il convient de toujours prélever les échantillons à partir des mêmes sources. Il n'existe aucune valeur guide définie, mais la numération effective de bactéries hétérotrophes est moins importante qu'un changement de cette numération à un point de prélèvement précis. Dans les systèmes de distribution, une augmentation de la NBH peut indiquer une détérioration de la propreté, une stagnation possible, et le développement potentiel de biofilms.

Pseudomonas aeruginosa

P. aeruginosa est un organisme environnemental courant pouvant être trouvé dans les selles, le sol, l'eau et les eaux usées. Il peut se multiplier dans des milieux aquatiques ainsi qu'à la surface de matériaux organiques appropriés en contact avec l'eau. P. aeruginosa est une cause reconnue d'infections nosocomiales avec complications potentiellement graves. Il a été isolé dans différents environnements humides tels que les éviers, les baignoires, les systèmes d'eau chaude, les douches et les spas. La contamination se fait principalement par les tissus suceptibles, notamment les plaies et les muqueuses, par l'eau contaminée ou par les instruments chirurgicaux. Par conséquent, ce bacille doit au minimum être recherché dans des échantillons d'eau provenant des infirmeries ou des hôpitaux, où l'eau stagnante constitue fréquemment un risque sanitaire supplémentaire.

Legionella

Les bactéries Legionella provoquent la légionellose, et notamment la maladie du légionnaire. Ces bactéries sont omniprésentes dans l'environnement et sont capables de croître aux températures relevées dans les systèmes de distribution par canalisations. La contamination se fait par l'inhalation de gouttelettes ou aérosols d'eau ; toutefois, l'exposition par le biais des systèmes de distribution par canalisations est évitable grâce à la mise en œuvre de mesures basiques de gestion de la qualité de l'eau. Cela inclut notamment le maintien de la température en dehors de la zone de prolifération des Legionella (25–50 °C) et le maintien d'agents désinfectants résiduels dans l'ensemble du système de canalisations. Dès lors que les températures observées se situent dans la zone critique située entre 25 et 50 °C, une recherche de Legionella doit être effectuée afin d'évaluer le risque sanitaire pour les consommateurs.

Procédure d'échantillonnage

Le prélèvement d'échantillons d'eau est nécessaire dès qu'un problème technique ou opérationnel potentiel existe, ou lorsque le droit national le requiert.

Le prélèvement d'échantillons d'eau doit être effectué par un personnel qualifié afin que la méthode d'échantillonnage n'influence pas les résultats du test (c.-à-d. qu'il n'y ait pas de contamination de l'échantillon). Des flacons d'échantillonnage spécifiques doivent être utilisés et des procédures spécifiques doivent être suivies (tels que définis par la norme ISO 19458).

L'analyse des échantillons doit être effectuée selon des méthodes appropriées par des laboratoires accrédités. La norme ISO 17025 spécifie les exigences de qualité et de compétence propres aux laboratoires d'essais et d'analyses. Ce document fournit des exemples de paramètres utiles dans certaines circonstances.

Un exemple de procédure adéquate d'échantillonnage microbiologique est donné ci-dessous. Il convient de tenir compte du fait que la quantité d'échantillons dépend de la taille des installations d'eau potable.

- Échantillon A : un échantillon doit être prélevé dans la cuve d'eau potable. Cet échantillon représente la qualité de l'eau au début du système d'eau potalble du navire. L'échantillon doit être prélevé conformément aux exigences de la norme ISO 19458 (« motif a »). Il est conseillé aux exploitants de navire de faire installer des robinets d'échantillonnage sur la cuve afin de permettre le prélèvement correct des échantillons.
- Échantillon B : l'échantillon suivant doit être prélevé le plus loin possible de la cuve d'eau potable. Cet échantillon représente l'influence du système de distribution. L'échantillon doit être prélevé conformément aux exigences de la norme ISO 19458 (« motif b »).
- Échantillon C : en cas de signes de l'existence de stagnation ou autre contamination dans les installations médicales, un échantillon additionnel doit être prélevé conformément aux exigences de la norme ISO 19458 (« motif c »). Cet échantillon représente la qualité de l'eau pour le consommateur car les robinets d'échantillonnage ne sont pas désinfectés avant prélèvement. Il serait raisonnable de rechercher la présence de P. aeruginosa à ce point d'échantillonnage.

- Échantillon D : si la température de l'eau froide est supérieure à 25 °C ou si la température de l'eau chaude est inférieure à 50 °C (ou les deux), il est recommandé de tester l'eau à la recherche de Legionella. Dans ce cas, au moins un échantillon d'eau froide et un échantillon d'eau chaude doivent être prélevés. Il peut s'avérer utile de tester plusieurs points d'échantillonnage (par exemple, au niveau du chauffe-eau) afin d'obtenir un maximum d'informations.

Examen de la documentation

- Plans de construction du système d'eau potable.
- Rapports d'analyse de l'eau de boisson.
- Registre médical de bord ou registre des maladies gastrointestinales (ou les deux).
- Plan de gestion de la salubrité de l'eau.
- Instructions sur la maintenance des dispositifs de traitement.

Références

Conventions internationales

Convention OIT n°133 (dispositions complémentaires) sur le logement des équipages, 1970

Littérature scientifique

Castellani PM et al. (1999). Legionnaires' disease on a cruise ship linked to the water supply system: clinical and public health implications. Clinical Infectious Diseases, 28:33–38.

Cayla JA et al. (2001). A small outbreak of Legionnaires' disease in a cargo ship under repair. European Respiratory Journal, 17:1322–1327.

Daniels NA et al. (2000). Traveler's diarrhea at sea: three outbreaks of waterborne enterotoxigenic Escherichia coli on cruise ships. Journal of Infectious Diseases, 181:1491–1495.

Goutziana G et al. (2008). Legionella species colonization of water distribution systems, pools and air conditioning systems in cruise ships and ferries. BMC Public Health, 8:390.

Joseph CA, Yadav R, Ricketts KD (2009). Travel-associated Legionnaires disease in Europe in 2007. Eurosurveillance, 14(18):pii:19196.

Merson MH et al. (1975). Shigellosis at sea: an outbreak aboard a passenger cruise ship. American Journal of Epidemiology, 101:165–175.

Mintz ED et al. (1998). An outbreak of Brainerd diarrhea among travelers to the Galapagos Islands. Journal of Infectious Diseases, 177:1041–1045.

O'Mahony M et al. (1986). An outbreak of gastroenteritis on a passenger cruise ship. Journal of Hygiene (London), 97:229–236.

Regan CM et al. (2003). Outbreak of Legionnaires' disease on a cruise ship: lessons for international surveillance and control. Communicable Disease and Public Health, 6:152–156.

Rooney RM et al. (2004). A review of outbreaks of waterborne disease associated with ships: evidence for risk management. Public Health Reports, 119:435–442.

Directives et normes

Département de la Santé et des services aux personnes (USA), Centres pour le Contrôle et la Prévention des Maladies, Centre national de la santé environnementale (2005). Manuel opérationnel du Programme d'hygiène sur les navires. Atlanta, GA, et Ft Lauderdale, FL, Département de la Santé et des services aux personnes (USA), Centres pour le Contrôle et la Prévention des Maladies, Centre national de la santé environnementale.

Département de la Santé et des services aux personnes (USA), Services de santé publique ; Centres pour le Contrôle et la Prévention des Maladies (2005). Directives de construction du Programme d'hygiène sur les navires. Atlanta, GA, Département de la Santé et des services aux personnes (USA), Services de santé publique, Centres pour le Contrôle et la Prévention des Maladies.

ISO/CEI 17025:2005. Prescriptions générales concernant la compétence des laboratoires d'étalonnages et d'essais. Genève, ISO.

ISO 19458:2006. Qualité de l'eau - Échantillonnage pour analyse microbiologique. Genève, ISO.

ISO 14726:2008. Navires et technologie maritime - Couleurs pour l'identification du contenu des systèmes de tuyauterie. Genève, ISO.

ISO 15748-1:2002 et ISO 15748-2:2002. Navires et technologie maritime - Approvisionnement en eau potable sur navires et structures maritimes. Genève, ISO.

ISO 5620-1:1992 et ISO 5620-2:1992. Construction navale et structures maritimes - Raccordement de remplissage des réservoirs à eau potable. Genève, ISO.

OMS (2006). Directives de qualité pour l'eau de boisson, premier addendum à la 3ème éd., Vol. 1, Recommandations. Genève, OMS.

OMS (2007). Légionelle et prévention de la légionellose. Genève, OMS.

OMS (2011). Guide d'hygiène et de salubrité à bord des navires, 3ème éd. Genève, OMS

Codes du secteur	Résultats de l'inspection : preuves recueillies, résultats des échantillons, documents examinés	Mesures de lutte et actions correctives	Requis	Recommandé
		9.1 Documents		
9.1.1 o	Absence de rapport d'analyse de la qualité de l'eau, dernier rapport indiquant une contamination ou les différents paramètres exigés n'ont pas tous fait l'objet d'une analyse.	Des échantillons doivent être prélevés afin d'évaluer l'état réel de l'eau potable. Se référer au Guide OMS d'hygiène et de salubrité à bord des navires, Tableau 2.2, Exemples de paramètres fréquemment mesurés dans l'eau potable et valeurs types.	o	
9.1.2 o	Le registre médical de bord éveille des suspicions concernant la présence possible de maladies transmises par l'eau (diarrhée, etc.).	Des échantillons doivent être prélevés afin d'évaluer l'état réel de l'eau potable.	o	
9.1.3 o	Absence de plan de gestion de la salubrité de l'eau, plan de gestion de la salubrité de l'eau non adapté, ou absence d'autre règlement concernant la sécurité de l'eau potable à bord.	Mettre en œuvre un plan de gestion de la salubrité de l'eau, incluant toutes les procédures critiques ayant une influence sur la qualité de l'eau potable (procédures de soutage, système de distribution d'eau du navire, etc.).	o	
		Des échantillons doivent être prélevés afin d'évaluer l'état réel de l'eau potable.	o	
		9.2 Gestion		
9.2.1 o	Absence de formation des membres d'équipage concernant la gestion sûre du système d'eau potable, ou connaissances insuffisantes des risques présentés par différents éléments.	Former les membres d'équipage responsables de l'entretien du système d'eau portable.		o
9.2.2 o	Absence de vérifications de routine permettant d'évaluer le bon fonctionnement du système d'eau potable.	Vérifier les dispositifs anti-reflux.	o	
		9.3 Construction générale à bord		
9.3.1 o	Lavabos, douches ou autres robinets nécessitant l'utilisation d'eau destinée à la consommation humaine connectés au réseau d' « eau douce » plutôt qu'au réseau d'eau potable. Eau non-potable amenée aux consommateurs par d'autres sources que les vidoirs.	En cas d'utilisation de plusieurs réseaux d'eau, limiter l'arrivée d'eau douce aux vidoirs, aux installations de blanchisserie et aux toilettes. En cas d'utilisation de raccordements de robinetterie d'eau non-potable à des fins de lavage du pont et de nettoyage, le robinet doit être étiqueté et sécurisé contre toute utilisation accidentelle.	o	
		Connecter les robinets d'eau de boisson, les douches et les lavabos susceptibles d'apporter de l'eau destinée à la consommation humaine exclusivement à une source d'eau potable.	o	
9.3.2 o	Matériaux et composants sous pression utilisés non résistants à la chaleur.	Utiliser exclusivement des matériaux résistants à 90 °C (robinets à 70 °C) afin que la désinfection thermique puisse avoir lieu.	o	
9.3.3 o	Matériaux utilisés non adaptés pour utilisation dans des systèmes d'eau potable. Métaux et plastiques non certifiés pour utilisation dans des systèmes d'eau potable et susceptibles de détériorer la qualité de l'eau.	Utiliser exclusivement des matériaux ne contaminant pas l'eau potable avec des produits corrosifs ou autres substances susceptibles de détériorer la qualité de l'eau. Les plastiques et métaux en contact avec l'eau potable doivent être approuvés par les autorités nationales dans ce but.	o	

Codes du secteur	Résultats de l'inspection : preuves recueillies, résultats des échantillons, documents examinés	Mesures de lutte et actions correctives	Requis	Recommandé
9.4 Bateaux-citernes et barges				
9.4.1 o	Navire mal équipé en cuves d'eau potable indépendantes, en tuyaux et raccordements adaptés et propres, ou en pompes et autres systèmes de tuyauterie indépendants permettant l'approvisionnement en eau potable uniquement aux navires. Mauvais état sanitaire du bateau-citerne ou des équipements.	Installer des cuves d'eau potable indépendantes conformément aux normes techniques en vigueur.		o
		Équiper le bateau ou la barge de tuyaux à eau adaptés et de couleur bleue, portant la mention « eau potable ». Les matériaux utilisés doivent répondre aux exigences des autorités sanitaires nationales.	o	
		Nettoyer et désinfecter les tuyaux d'eau potable, les raccordements et autres équipements existants.	o	
		Stocker tout l'équipement nécessaire dans une armoire fermée, propre et auto-nettoyante, portant la mention « Tuyau/équipement pour eau potable ».	o	
		Nettoyer et désinfecter tout le système de stockage et de distribution utilisé pour l'approvisionnement aux autres navires en eau potable.	o	
		Éliminer toute interconnexion vers des canalisations ou composants du système d'eau non-potable.	o	
9.4.2 o	Absence d'installations de désinfection, et aucune possibilité de désinfection manuelle des cuves d'eau potable.	Équiper le bateau ou la barge de dispositifs de désinfection adaptés permettant l'approvisionnement en eau potable traitée des consommateurs.	o	
9.4.3 o	Manque de connaissances des bonnes pratiques d'hygiène.	Former le personnel et mettre au point un plan de gestion de la salubrité de l'eau afin de le sensibiliser aux risques spécifiques du système.		o
9.4.4 o	Absence de rapport sur la qualité de l'eau ou rapport datant de plus de 3 mois (variable en fonction de la législation nationale).	Faire venir du personnel de laboratoire qualifié ou toute autre autorité sanitaire compétente afin de prélever et d'analyser les échantillons d'eau.	o	
9.4.5 o	Installation du système d'eau potable et autres équipements non approuvée par l'autorité sanitaire compétente.	Faire venir un représentant de l'autorité sanitaire compétente pour réaliser un audit visant à approuver l'installation d'eau potable à bord.		o
9.5 Procédure de soutage				
9.5.1 o	L'eau disponible à quai ne répond clairement pas aux exigences des DQEB.	Jeter l'eau contaminée et désinfecter le système d'eau potable.	o	
		Faire le plein de soutes d'eau potable ou d'eau de boisson à partir d'une source d'eau potable et sûre à quai.	o	
		Vérifier que la source d'eau potable répond aux exigences des DQEB avant de faire le plein des soutes à partir d'une source à quai.		o
9.5.2 o	Absence de rapport sur la qualité de l'eau du port.	Exiger un rapport sur la qualité des eaux du port avant de faire le plein en eau des soutes.	o	

Codes du secteur	Résultats de l'inspection : preuves recueillies, résultats des échantillons, documents examinés	Mesures de lutte et actions correctives	Requis	Recommandé
9.5.3 o	Absence d'équipement de contrôle à bord.	Équiper le navire de l'équipement de contrôle de base (turbidité, pH, résidus de désinfectants, etc.).		o
9.5.4 o	Utilisation de matériaux inadaptés, cassés ou sales par le fournisseur à quai (tuyaux, raccord, etc.).	Arrêter immédiatement le soutage et déverser l'eau mise en soute.	o	
		Utiliser uniquement le matériel appartenant au navire (tuyaux, raccord, etc.), adapté, propre et bien entretenu.		o
9.5.5 o	Absence sur le navire de dispositif anti-retour permettant d'éviter la contamination des réserves à quai, ou dispositif anti-retour entretenu ou inspecté de manière inappropriée.	Installer un disconnecteur à bord afin d'éviter tout reflux depuis le navire vers la source à quai.	o	
9.5.6 o	Conception inadaptée du raccordement de remplissage en eau potable ne permettant pas d'éviter les connexions avec les tuyaux d'eau non-potable ; couleur bleue non utilisée ; absence de fermeture hermétique par bouchon, ou d'une serrure traitée anti-corrosion.	Installer une bride de raccordement (pour les grands navires, selon la norme ISO 5620 ; bride à cinq boulons) aux endroits où seuls des tuyaux d'eau potable peuvent être raccordés, afin d'éviter tout raccordement accidentel à des canalisations d'eaux usées ou autres liquides non-potables.	o	
		Sécuriser la bride à l'aide d'un couvercle hermétique et d'une serrure traitée anti-corrosion afin de prévenir toute contamination ou accès non autorisé.	o	
9.5.7 o	Absence de ligne de remplissage en eau potable dans plusieurs cuves. Ligne de remplissage sale ou mal installée, comportant des raccordements transversaux avec d'autres systèmes d'eau non-potable, passant sous tout liquide non-potable ou non-étiquetée.	Nettoyer et désinfecter la ligne de remplissage.		o
		Mettre la couleur bleue sur la ligne de remplissage et inscrire la mention « remplissage d'eau potable ».		o
		Démarrer la ligne de remplissage en position col de cygne basse (idéalement), ou horizontalement.		o
		Placer l'extrémité de la ligne de remplissage au moins 45 cm au-dessus du pont.		o
		Si la ligne de remplissage d'eau potable est utilisée pour remplir des cuves d'eau non-potable, installer une lame d'air avant toute installation de cuves d'eau non-potable.	o	
		Éliminer toute interconnexion ou tuyau traversant les cuves et contenant tout liquide non-potable.	o	
9.5.8 o	Tuyaux de remplissage construits dans des matériaux inadaptés, non étiquetés, utilisés à d'autres fins que l'approvisionnement en eau potable, sales, non bouchés, en mauvais état ou insalubres.	Équiper la station de soutage de tuyaux d'eau potable adaptés, portant clairement la mention « Eau potable ». Les tuyaux classiques de lutte contre les incendies ne sont pas adaptés.	o	
		Utiliser les tuyaux d'eau potable uniquement à cet effet.	o	
		Fournir des tuyaux appropriés, approuvés par l'administration nationale compétente, d'une longueur minimale de 15 m et équipés de raccordements uniques afin d'éviter tout raccordement à d'autres tuyaux (raccordement à la ligne de remplissage, conformément à la norme ISO 5620).	o	

Codes du secteur	Résultats de l'inspection : preuves recueillies, résultats des échantillons, documents examinés	Mesures de lutte et actions correctives	Requis	Recommandé
9.5.8 o		Rincer les tuyaux avec de l'eau potable, égouter les tuyaux et en relever les deux extrémités afin de les remplir d'une solution chlorée à 100 mg/l pendant une heure. Vider ensuite les tuyaux et les rincer abondamment avant utilisation ou stockage (extrémités bouchées).	o	
		Demander une désinfection appropriée (chlore, etc.) pour désinfecter les tuyaux.	o	
		Si les tuyaux utilisent de l'air comprimé, se procurer un piège liquide, un filtre ou tout autre dispositif similaire afin de prévenir toute contamination via le système d'air comprimé.	o	
		Éviter de laisser traîner les extrémités du tuyau au sol et de tremper les extrémités non bouchées dans les eaux du port. Former le personnel aux bonnes pratiques d'hygiène.	o	
9.5.9 o	Absence d'armoire de stockage pour les tuyaux d'eau, conception inadaptée, absence d'étiquetage, en mauvais état ou insalubre.	Installer des armoires de stockage pour tuyaux d'eau potable fabriquées dans des matériaux traités anti-corrosion, non-toxiques et lisses, pouvant être fermées, auto-vidantes et facilement nettoyables, et portant la mention « stockage de tuyaux et raccords d'eau potable ».		o
		L'armoire à tuyaux d'eau potable doit être installée à au moins 45 cm au-dessus du pont afin d'éviter toute contamination par d'autres liquides non-potables.		o
		Apposer la mention « armoire de stockage des tuyaux d'eau potable » sur les armoires de stockage des tuyaux d'eau potable.		o
		Entretenir, nettoyer et désinfecter les armoires.		o
		Garder les armoires fermées lorsqu'elles ne sont pas utilisées, afin de prévenir toute contamination.	o	
		Ne stocker dans les armoires de stockage des tuyaux d'eau potable aucun équipement ou accessoires non requis pour la manipulation de l'eau.	o	
9.5.10 o	Pendant le soutage, les tuyaux sont placés en contact direct avec le sol ou passent dans les eaux du port.	Surélever les tuyaux afin qu'ils ne touchent pas le sol. Ne pas toucher les eaux du port avec le tuyau (pour éviter toute contamination croisée).	o	
		9. 6 Production d'eau		
9.6.1 o	Coffre de prise d'eau douce situé du même côté et dans la même section ou à l'arrière de la canalisation d'évacuation sanitaire à la mer.	Installer la canalisation d'évacuation sanitaire à la mer et la prise d'eau douce en deux points opposés.		o
		Si ces deux équipements sont situés du même côté, placer la canalisation d'évacuation le plus haut possible au-dessus de la prise d'eau douce.		o
		Ne jamais produire d'eau potable pendant le processus d'évacuation sanitaire à la mer.	o	

Codes du secteur	Résultats de l'inspection : preuves recueillies, résultats des échantillons, documents examinés	Mesures de lutte et actions correctives	Requis	Recommandé
9.6.2 o	Eau produite dans des zones à risque (port, rivière, mouillage, etc	Prélever des échantillons dans la cuve et effectuer au minimum une analyse microbiologique (recherche d'E. coli, de coliformes, d'entérocoques, de C. perfringens, NBH, etc.) afin d'évaluer le niveau de risque.	o	
		Procéder à la désinfection des canalisations et des éléments situés entre l'évaporateur et la cuve.		o
		Informer la personne responsable que la production d'eau dans les zones à risque est interdite.	o	
9.6.3 o	Température de l'évaporateur inférieure à 80 °C ; absence de dispositif de désinfection pour traiter le distillat.	Contrôler la température.	o	
		Installer un dispositif de désinfection (chloration automatique, etc.) derrière l'évaporateur et contrôler la température.	o	
9.6.4 o	Absence d'ouverture sur l'évaporateur, ne pouvant pas être entretenu ou inspecté.	Équiper le navire uniquement avec des composants pouvant être entretenus et inspectés.		o
9.6.5 o	Absence d'informations concernant l'évaporateur ; absence de coordonnées du fabricant ou d'instructions concernant la maintenance.	Obtenir les informations les plus importantes, et notamment les spécifications techniques, et les afficher près de l'évaporateur.	o	
9.6.6 o	Capteurs de salinité absent ou ne fonctionnant pas. Fonction « Évacuation automatique en cas de distillat salé » absente ou ne fonctionnant pas.	Réparer ou installer un capteur de salinité bas de gamme, avec fonction alarme et coupure ou évacuation automatique.		o
9.6.7 o	Absence de robinet d'échantillonnage au niveau de la sortie du distillat.	Installer un robinet d'échantillonnage en métal résistant à la chaleur afin que le prélèvement du distillat puisse être fait.		o
9.6.8 o	Osmose inverse : membres du personnel manquant de connaissances concernant l'entretien du dispositif et les risques sanitaires liés à une rupture de la membrane-filtre.	Dispenser une formation au personnel responsable du système d'eau potable.		o
		9. 7 Composés de traitement		
9.7.1 o	Canalisations installées permettant le contournement des composants de traitement (dispositifs de désinfection, filtres, système de durcissement, etc.).	Retirer tous les contournements.	o	
9.7.2 o	Dysfonctionnement de l'unité de reminéralisation, ou absence d'unité de réminéralisation installée derrière les évaporateurs ou les systèmes d'osmose inverse. Livraison au consommateur d'un distillat ou d'un perméat insuffisamment traité.	Installer des unités de reminéralisation afin de contrôler la corrosivité de l'eau.		o
		Informer les consommateurs de la qualité de l'eau (dureté, pH).		o
9.7.3 o	Absence de nettoyage, d'entretien ou de remplissage réguliers des unités de reminéralisation. Méconnaissance des procédures de maintenance.	Former le personnel à la maintenance des unités de reminéralisation.		o
		Vider, nettoyer, désinfecter et remplir l'unité de reminéralisation conformément aux instructions du fabricant.		o
		Placer sur l'unité un étiquetage mentionnant les spécifications techniques et les spécifications du fabricant.	o	

Codes du secteur	Résultats de l'inspection : preuves recueillies, résultats des échantillons, documents examinés	Mesures de lutte et actions correctives	Requis	Recommandé
9.7.4 o	Filtres sales ou méconnaissance des procédures de maintenance.	Contrelaver ou remplacer l'élément filtrant conformément aux instructions du fabricant.		o
		9. 8 Disinfection		
9.8.1 o	Absence de dispositif de désinfection pour traiter l'eau produite en aval du dispositif de dessalage.	Installer des dispositifs de désinfection automatique (chloration de préférence) derrière les installations de dessalage de l'eau de mer (évaporateur ou dispositif d'osmose inverse) conformément aux normes techniques approuvées. L'eau doit séjourner au minimum 30 minutes dans la cuve pour être convenablement désinfectée.	o	
9.8.2 o	Désinfection impossible de l'eau stockée. Absence de capacité technique à mettre en œuvre des mesures de désinfection supplémentaires pendant la procédure de soutage.	Installer des dispositifs de désinfection automatique (chloration de préférence dans le tuyau de soutage) afin de traiter l'eau des soutes en conformité avec les normes techniques approuvées.	o	
9.8.3 o	Chloration manuelle effectuée en l'absence de connaissances suffisantes	Installer un dispositif de chloration automatique.		o
		Faire intervenir une société professionnelle pour réaliser la chloration de l'eau. Respecter les valeurs guides définies par les autorités sanitaires nationales.	o	
9.8.4 o	Halogénation continue effectuée, mais absence d'enregistrement continu de la concentration en halogènes.	Relever les résidus de désinfection au point le plus éloigné du système, à un endroit où le débit d'eau est important (tablier du pont, etc.).	o	
		Vérifier la concentration en chlore (libre et total) et le pH de l'eau avant chaque soutage, et à intervalles réguliers lors du fonctionnement normal.		o
9.8.5 o	Absence de chlore dans le système pendant la chloration.	Le taux de chlore libre doit être situé entre 0,5 mg/l et 1,0 mg/l pendant la désinfection (prendre en compte les normes nationales applicables) ; au point d'approvisionnement, le taux minimum doit être de 0,2 mg/l.		o
9.8.6 o	Absence de robinet de contrôle en aval de l'unité de désinfection.	Installer un robinet de contrôle 3 mètres en aval du dispositif de désinfection par injection.		o
9.8.7 o	Quantité stockée de produits chimiques de désinfection insuffisante pour le volume d'eau à traiter sur toute la durée du voyage.	Disposer d'un stock suffisant de produits chimiques désinfectants pour permettre une désinfection continue de l'eau.	o	
9.8.8 o	Absence de kits d'analyse du chlore et du pH.	Équiper le navire d'un kit d'analyse du chlore libre et du chlore total (0–5 mg/l), et du pH (6–10).		o
9.8.9 o	Le système d'eau potable nécessite une surchloration, en raison d'une contamination ou de la réparation ou la maintenance du système.	Faire procéder à une surchloration par des professionnels, à 50 mg/l sur 24 heures. L'eau est impropre à la consommation durant cette période.	o	
9.8.10 o	Mauvais entretien du système à UV. Manque de connaissances concernant l'exploitation ou la maintenance. Présence de tuyaux de contournement. Système non approuvé par l'autorité nationale Absence de pièces de rechange à bord.	Nettoyer et désinfecter la lampe à UV conformément aux instructions du fabricant.	o	
		S'assurer de disposer de toutes les pièces de rechange nécessaires à bord (lampes à UV, etc.).		o
		Éliminer toute construction de contournement autour des dispositifs de désinfection.	o	

Codes du secteur	Résultats de l'inspection : preuves recueillies, résultats des échantillons, documents examinés	Mesures de lutte et actions correctives	Requis	Recommandé
9.8.10 o		Au cours de la prochaine inspection, fournir une preuve écrite que le système est approuvé, ou installer un nouveau dispositif approuvé par l'autorité nationale.	o	
		Placer sur le dispositif un étiquetage mentionnant les informations et spécifications techniques fournies par le fabricant.	o	
		9. 9 Cuves		
9.9.1 o	Cuves d'eau potable non identifiables, ou absence d'étiquetage indiquant le volume.	Identifier clairement les cuves d'eau potable (par exemple, avec les mots « Eau potable » écrits en grand).	o	
		Mettre en place sur les cuves un étiquetage précisant le volume.	o	
9.9.2 o	La localisation de la cuve ne répond pas aux exigences suivantes : • La cuve est située dans une zone à l'abri de toute exposition à la chaleur, à la saleté, aux vecteurs ou autre contamination. • La cuve est protégée de toute contamination externe à la cuve. • La cuve est indépendante de la coque du bateau ou le fond de la cuve est situé au minimum 60 cm au-dessus de la ligne de flottaison en charge maximale. • Le batardeau est situé au moins 45 cm au-dessus et entre les cuves n'étant pas destinées au stockage d'eau potable, et entre les cuves d'eau potable et la coque. Si le haut d'une cuve d'eau potable est constitué d'un pont, aucun accès ou aucune ouverture n'est permise par le pont.	Les cuves d'eau potable doivent être situées dans des zones sans risque de contamination et doivent être protégées contre toute contamination provenant d'autres sources.	o	
		Éviter tout réchauffement de l'eau (entre 25 °C et 50 °C) afin de prévenir la croissance de microorganismes..	o	
9.9.3 o	Tuyaux d'évacuation ou tuyaux transportant tout autre liquide non-potable (eaux usées, gasoil, etc.) traversant la cuve d'eau potable.	Retirer les tuyaux traversant les cuves d'eau potable ou construire un tunnel adapté.	o	
9.9.4 o	Les tuyaux d'eaux usées ou de tout autre liquide hautement contaminé passent directement au-dessus des ouvertures de service prévues sur les cuves d'eau potable.	Retirer les ouvertures de service ou les tuyaux afin d'éviter toute contamination croisée accidentelle liée à des fuites d'eau sur les tuyaux.	o	
9.9.5 o	Raccordements transversaux : présence inappropriée de tuyaux permettant de dévier l'eau potable vers d'autres systèmes (raccordements au système de lutte contre l'incendie, par exemple) par des valves ou des raccords de tuyaux interchangeables.	Éliminer toute interconnexion entre les cuves et les canalisations d'eau potable et non-potable.	o	
		Si l'élimination des raccordements transversaux n'est pas possible, des dispositifs anti-reflux approuvés devront être installés.		o

Codes du secteur	Résultats de l'inspection : preuves recueillies, résultats des échantillons, documents examinés	Mesures de lutte et actions correctives	Requis	Recommandé
9.9.6 o	Les éléments du réseau d'assainissement, des évacuations des sols et des installations de gestion des déchets solides sont installés directement au-dessus des cuves d'eau potable ou des ouvertures de service, entraînant un risque de contamination par la saleté ou par déversement. Espaces réservés aux toilettes et aux salles de bains se prolongeant au-dessus d'une partie du pont constituant le haut d'une cuve d'eau potable ou d'eau de lavage.	Enlever toutes les toilettes ou toutes les installations d'élimination des déchets solides directement situées au-dessus des cuves d'eau potable ou des ouvertures de service.		o
9.9.7 o	La capacité de la cuve ne permet pas une autonomie en eau de 2 jours minimum sans soutage ou production d'eau supplémentaire.	Installer des cuves d'eau potable de taille adaptée.		o
9.9.8 o	Les cuves d'eau potable ont une paroi commune avec la coque ou tout autre réservoir d'eau non-potable.	Construire les cuves à eau potable de manière à ce qu'elles n'aient aucune paroi commune avec la coque ou tout autre réservoir d'eau non-potable. Un batardeau de 45 cm minimum doit être installé entre elles.		o
		Installer un capteur de conductivité et un système de surveillance permettant le déclenchement d'une alarme et la fermeture automatique des valves en cas de contamination par l'eau salée ou tout autre liquide à haute conductivité.	o	
9.9.9 o	Absence sur les cuves d'ouverture de service permettant l'inspection. .	Installer une ouverture de service donnant accès à la cuve pour le nettoyage, la réparation et l'inspection, de préférence située sur le côté de la/des cuve(s).	o	
		Les ouvertures de service situées en haut des cuves doivent être équipées d'un hiloire ou d'un rebord d'au moins 1,25 cm au-dessus du haut de la cuve.		o
		Tous les accès aux cuves d'eau potable doivent être hermétiquement fermés lorsqu'ils ne sont pas utilisés.	o	
9.9.10 o	Cuves d'eau potable non construites en matériaux adaptés au contact avec l'eau potable, ou sans revêtement adapté.. Le revêtement de la cuve rend l'eau impropre à la consommation humaine	Stocker l'eau potable uniquement dans les cuves construites à cet effet, et s'assurer que l'eau potable est protégée contre toute contamination venant de l'extérieur ou de l'intérieur de la cuve (corrosion, chemisage de la cuve inadapté ou défectueux, etc.).		o
		Utiliser des cuves d'eau potable construites en métal ou tout autre matériau sûr adapté au contact avec l'eau.	o	
		Utiliser des cuves d'eau potable et des tuyaux fabriqués et chemisés dans des matériaux sûrs et résistants.		o
		Fournir la documentation écrite stipulant que le chemisage de la cuve est approuvé pour utilisation dans les cuves d'eau potable et que toutes les recommandations du fabricant ont été suivies, et/ou prélever des échantillons pour analyse chimique.		o

Codes du secteur	Résultats de l'inspection : preuves recueillies, résultats des échantillons, documents examinés	Mesures de lutte et actions correctives	Requis	Recommandé
9.9.11 o	Cuve non équipée de ventilation et/ou de débordement, connectée à des cuves d'eau non-potable, ou n'est pas sécurisée contre les contaminants ou les vecteurs.	Faire arriver l'ouverture des aérations ou du débordement pointant vers le bas, soit à l'intérieur du navire (au-dessus du niveau des cales) ou au minimum 45 cm au-dessus d'un pont exposé dans un endroit abrité.	o	
		Grilles d'aération et tuyaux de débordement équipés d'un maillage traité anti-corrosion avec un nombre de mailles de 16 × 16 ou plus fin.	o	
		Utiliser des aérations et un débordement d'un diamètre supérieur ou égal à la ligne de remplissage.		o
		Éliminer toute connexion directe entre les conduits des cuves d'eau potable et de liquides non-potables.	o	
9.9.12 o	Cuve non totalement drainable, ou diamètre insuffisant de l'évacuation, localisation ou fabrication inadaptées.	Installer une évacuation suffisante pour permettre le drainage complet de la cuve.		o
		Respecter une distance minimale de 45 cm entre la fin de ligne d'évacuation et le point le plus haut des cales.	o	
9.9.13 o	Les jauges de niveau de la cuve présentent un risque de contamination	Ne pas utiliser de jauges ou de lignes de sondage pour sonder les niveaux des cuves.	o	
		Équiper les cuves d'indicateurs de niveau (jauge transparente, robinets de purge, flotteur de jauge, manomètres à eau, etc.).		o
9.9.14 o	Absence de robinet d'échantillonnage sur les cuves.	Installer des robinets d'échantillonnage résistants à la chaleur à chaque cuve, pour permettre l'analyse de la qualité de l'eau. Les robinets d'échantillonnage doivent pointer vers le bas et être identifiés par des numéros.	o	
9.9.15 o	Absence de nettoyage régulier des cuves, ou présence de sédiments au fond de la cuve.	Inspecter, nettoyer, rincer et désinfecter la cuve tous les 6 mois. Documenter les mesures prises dans le registre.	o	
9.9.16 o	Après toute entrée dans la cuve pour réparation ou maintenance, absence de mesures de nettoyage mises en œuvre.	Effectuer une désinfection après toute intervention de réparation.	o	
		Entrer dans les cuves équipées de combinaisons jetables propres, de bottes en caoutchouc propres (utilisées uniquement à cet effet), d'un masque facial et de gants en caoutchouc afin de limiter les risques de contamination.		o
		9.10 Pompes à eau potable		
9.10.1 o	Les pompes à eau potable sont utilisées pour les liquides autres que l'eau potable. Les pompes ne permettent pas le maintien d'une pression positive permanente dans le système Absence de pompe de réserve en cas d'urgence.	Ne pas utiliser les pompes à eau potable pour des liquides autres que l'eau potable.	o	
		Installer des pompes à eau potable approuvées pour cette utilisation.	o	
		Installer une cuve d'eau potable sous pression si aucune pression permanente n'est disponible dans le système de distribution.	o	
		Équiper le système d'une pompe de réserve garantissant un accès à l'eau de boisson.		o

Codes du secteur	Résultats de l'inspection : preuves recueillies, résultats des échantillons, documents examinés	Mesures de lutte et actions correctives	Requis	Recommandé
9.10.2 o	Installation des pompes à main ne permettant pas de prévenir une contamination de l'eau potable.	Installer des pompes à main de manière à prévenir toute contamination de l'eau..		o
		9.11 Réservoir d'eau potable sous pression		
9.11.1 o	Réservoir d'eau potable sous pression (cuve hydrophore) présentant un raccordement transverse avec les systèmes d'eau non-potable par le biais d'un tuyau d'air comprimé sans dispositif de sûreté adapté.	Installer un compresseur indépendant.		o
		Installer une valve à fermeture pression avec un piège liquide de taille adaptée dans la ligne d'approvisionnement.	o	
9.11.2 o	Absence ou non-respect des instructions d'entretien du fabricant.	Placer sur la cuve un étiquetage concernant les spécifications et les informations du fabricant.	o	
		Effectuer une maintenance régulière, conformément aux instructions du fabricant (nettoyage et désinfection, etc.).	o	
9.11.3 o	Réservoir sous pression non équipé d'un robinet.	Installer sur le réservoir sous pression un robinet d'échantillonnage adapté afin de permettre le prélèvement d'échantillons pour analyse.		o
		9.12 Chauffe-eau et système d'eau chaude		
9.12.1 o	Taille inadaptée du chauffe-eau (basée sur le calcul de la consommation en eau chaude).	Installer un chauffe-eau suffisamment grand pour approvisionner toutes les personnes à bord.		o
		Installer un chauffe-eau plus petit ou prévoir une source décentralisée d'eau chaude afin d'éviter des complications inutiles (pour les navires de petite taille).		o
9.12.2 o	Les matériaux composant le chauffe-eau ou le circuit d'eau chaude ne sont pas adaptés et rendent l'eau impropre à la consommation humaine (corrosion, lixiviation des produits chimiques, etc.).	Installer des composants ne nuisant pas à la qualité de l'eau.	o	
	Chauffe-eau non isolé.	Installer une isolation thermique autour du chauffe-eau.	o	
9.12.3 o	Absence d'ouverture de service, ou manque de connaissances concernant la maintenance	Installer une ouverture de service, si possible.		o
		Remplacer le chauffe-eau.		o
		Nettoyer, décalcifier et désinfecter le chauffe-eau.		o
9.12.4 o	Températures situées dans une fourchette inappropriée, ou absence de thermomètres.	Régler la température de sortie du chauffe-eau à 65 °C.	o	
		Régler la température dans la ligne de récupération (systèmes de circulation uniquement) au-dessus de 55 °C.	o	
		Équiper les chauffe-eau de termomètres afin de vérifier les températures dans les lignes d'écoulement, de chaudière et de récupération.	o	

Codes du secteur	Résultats de l'inspection : preuves recueillies, résultats des échantillons, documents examinés	Mesures de lutte et actions correctives	Requis	Recommandé
9.12.5 o	Les pompes de circulation d'eau chaude ne fonctionnent pas en permanence ou n'ont pas été approuvées pour utilisation dans les systèmes d'eau de boisson.	Faire fonctionner la pompe de circulation d'eau chaude en permanence afin d'éviter la stagnation et le refroidissement de l'eau dans les canalisations.	o	
		Utiliser uniquement des pompes ayant été approuvées pour l'eau de boisson.	o	
9.12.6 o	Tuyaux d'eau chaude et d'eau froide installés côte à côte sans aucune isolation thermique.	Isoler les canalisations d'eau froide et d'eau chaude afin de prévenir l'apparition de microorganismes (Legionella, etc.).		o
		9.13 Canalisations		
9.13.1 o	Canalisations fabriquées dans des matériaux inadaptés (chemisées de plomb, de cadmium, etc.).	Remplacer par les tuyaux adaptés tous les tuyaux, raccords et joints chemisés au cadmium ou au plomb, ou non adaptés à un contact direct avec l'eau.	o	
9.13.2 o	Canalisations non clairement identifiées comme tuyauterie d'eau potable (absence de marques bleues tous les 5 mètres sur le tuyau, etc.).	Peindre toutes les canalisations d'eau potable conformément au code couleur indiqué dans la norme ISO 14726.	o	
9.13.3 o	Présence de tronçons morts inutiles, dans lesquels l'eau stagne.	Enlever les tronçons morts et les robinets inutiles.		o
		Rincer régulièrement les tronçons morts conformément au planning de rinçage.	o	
9.13.4 o	Lignes d'eau potable traversant les cuves d'eaux usées, les canalisations d'eaux usées ou toute autre cuve contenant des liquides non-potables, ou connectées à celles-ci. Les canalisations d'eau potable passent par les cales.	Éliminer toute connexion directe entre les systèmes d'eau potable et d'eau non-potable. Installer des lames d'air ou tout autre dispositif anti-retour pour éviter la contamination croisée.	o	
		Réorganiser les canalisations dès lors que les lignes d'eau potable passent par des endroits où se trouvent des liquides non-potables (cales, etc.)		o
9.13.5 o	Absence de disconnecteurs au niveau du raccordement entre le système d'eau potable et les systèmes d'eau non-potable sous pression. Les principaux raccordements à vérifier sont : • Les tuyaux d'approvisionnement vers les piscines, les bains à remous, les jacuzzis, les baignoires, les douches et autres installations similaires ; • Les appareils de développement de laboratoire photographique ; • Les conduites de rinçage des instituts de beauté et des barbiers ; • Les broyeurs à déchets ; • Les équipements hospitaliers ou de blanchisserie ; • Les vases d'expansion des systèmes de climatisation ;	Installer un dispositif anti-retour adapté. Choisir le type de dispositif anti-retour (lame d'air, brise-vide, etc.) en fonction des risques.	o	

Codes du secteur	Résultats de l'inspection : preuves recueillies, résultats des échantillons, documents examinés	Mesures de lutte et actions correctives	Requis	Recommandé
9.13.5 o	• Les réservoirs d'eau d'alimentation de la chaudière ; • Les systèmes de lutte contre l'incendie ; • Les toilettes et les bidets ; • Les systèmes de ballast d'eau douce ou d'eau de mer ; • Les cales ou autres localisations d'eaux usées ; • Raccords internationaux de jonction avec la terre.		o	
9.13.6 o	Absence d'entretien correct des disconnecteurs ; aucune inspection ni aucune analyse n'a été effectuée ou documentée.	Effecter une vérification des dispositifs anti-reflux installés au moins une fois par an. Consigner les résultats afin que les registres d'essai puissent être montrés à l'inspecteur embarqué sur le navire.	o	
9.13.7 o	Absence de résistance thermique de 90 °C des matériaux utilisés dans les canalisations.	Utiliser uniquement les matériaux présentant une résistance thermique de 90 °C afin que la désinfection thermique puisse avoir lieu.		o
		9.14 Robinets et pommes de douche		
9.14.1 o	Utilisation de filtres pour robinets ou de tout autre type de filtres terminaux pour améliorer la qualité de l'eau, et ces filtres ne sont pas entretenus ou remplacés régulièrement.	Ne pas utiliser régulièrement les filtres terminaux sans maintenance et remplacements réguliers.		o
		S'assurer que les dispositifs de filtration correspondent aux exigences de l'administration sanitaire locale ou des autorités sanitaires locales.		o
9.14.2 o	Absence d'étiquetage des sorties d'eau.	Étiqueter les sorties d'eau potable avec la mention « Eau potable ».	o	
		Étiqueter les sorties d'eau non-potable avec la mention « Impropre à la consommation ou à l'utilisation humaine ! »	o	
9.14.3 o	Accessoires et raccordements corrodés et/ou sales.	S'assurer que les accessoires et les raccords sont fabriqués en matériaux résistants aux effets corrosifs de l'eau salée et d'une atmosphère saline ; leurs angles internes doivent être arrondis afin de faciliter le nettoyage.	o	
9.14.4 o	Pommes de douche et/ou aérateurs sales ou en mauvais état.	Nettoyer et désinfecter les aérateurs et les pommes de douche.	o	
		Remplacer les aérateurs et les pommes de douche en mauvais état.		o
9.14.5 o	Température de l'eau chaude inférieure à 50 °C, au niveau d'un ou de plusieurs robinet.	Augmenter la température dans le chauffe-eau afin de prévenir la croissance de Legionella.	o	
		Procéder à un rinçage à l'eau chaude (c.-à-d. ouvrir à la suite tous les robinets et les pommes de douche à une température de 70 °C pendant plus de 3 minutes).		o
		Prélever un échantillon d'eau pour évaluer le risque de contaminantion par Legionella.	o	

Codes du secteur	Résultats de l'inspection : preuves recueillies, résultats des échantillons, documents examinés	Mesures de lutte et actions correctives	Requis	Recommandé
9.14.6 o	Température de l'eau froide supérieure à 25 °C, au niveau d'un ou de plusieurs robinets.	Isoler le système d'eau froide et éviter toute exposition à une chaleur excessive ou à d'autres éléments du système d'eau potable.		o
		Prélever un échantillon d'eau pour évaluer le risque de contaminantion par Legionella.	o	
		9.15 Stations de lavage des mains		
9.15.1 o	Absence d'eau potable au niveau des lavabos ou tout autre point d'eau destinée à la consommation humaine.	Acheminer l'eau potable vers tous les lavabos, baignoires ou autres endroits où l'eau est utilisée pour la consommation humaine.	o	
		9.16 Fontaines à eau de boisson		
9.16.1 o	Orifices des gicleurs non obliques, ou orifice non équipé d'une protection. Débit insuffisant pour permettre d'éviter tout contact entre la bouche et la fontaine. Le débit d'eau ne peut être ajusté par l'utilisateur. Signes d'accumulation de moisissures ou d'un biofilm.	Installer une protection sur l'orifice.		o
		Augmenter le débit afin d'éviter tout contact buccal avec la fontaine.		o
		Nettoyer et désinfecter toute la fontaine (y compris les parties internes).	o	
		Déraccorder la fontaine à eau du système d'eau potable pendant le nettoyage et la désinfection, puis raccorder à nouveau.		o
		9.17 Conteneurs d'approvisionnement en eau		
9.17.1 o	Utilisation de congélateurs permettant un contact direct entre la glace, l'eau et les congélateurs (dans lesquels les bouteilles d'eau sont introduites tête en bas dans la chambre de refroidissement).	Ne pas utiliser ces dispositifs.		o
		9.18 Machines à glace		
9.18.1 o	Eau non-potable utilisée pour faire des glaçons ou pour toute autre glace utilisée en rapport avec la boisson. Intérieur de la machine à glace ou du réservoir à glace sale ou mal entretenu	Ne pas produire de glace destinée à la consommation humaine à partir d'eau non-potable.	o	
		Nettoyer et désinfecter la machine à glace.	o	
		9. 19 Liste non-exhaustive des critères devant entraîner le prélèvement d'échantillons		
9.19.1 o	L'eau a été produite dans des étendues d'eau à risque (rivières, lacs, mouillage, etc.).	Recherche de contamination par microorganismes (notamment E. coli, coliformes, entérocoques, NBH, C. perfringens).	o	
9.19.2 o	L'eau mise en soute provient de sources à risque (utilisation de tuyaux sales, etc.).	Recherche de contamination par microorganismes (notamment E. coli, coliformes, entérocoques, NBH, C. perfringens, P. aeruginosa).	o	

Codes du secteur	Résultats de l'inspection : preuves recueillies, résultats des échantillons, documents examinés	Mesures de lutte et actions correctives	Requis	Recommandé
9.19.3 o	Absence de relevé des résidus halogénés ou chlorés lors de l'analyse.	Recherche de contamination par microorganismes (notamment E. coli, coliformes, entérocoques, NBH).	o	
9.19.4 o	L'installation d'eau potable ne correspond pas aux normes techniques nationales ou internationales.	Recherche de contamination par microorganismes ou contamination chimique, sur la base de la stratification des risques et des règlements sanitaires nationaux.	o	
9.19.5 o	Température de l'eau située hors de la fourchette (eau froide >25 °C ou eau chaude <50 °C).	Recherche de contamination par microorganismes (notamment Legionella spp.).	o	
9.19.6 o	Présence d'eau stagnante, ou aérateurs et pommes de douche mal entretenus (notamment dans les installations médicales).	Recherche de contamination par microorganismes (notamment P. aeruginosa, NBH).	o	
9.19.7 o	Goût ou odeur chimique.	Recherche de contamination chimique (chemisage de la cuve, gasoil, etc.).	o	
9.19.8 o	Eau colorée.	Recherche de contamination chimique (corrosion des tuyaux, etc.).	o	

Secteur 10 Eaux usées

Introduction

De grandes quantités d'eaux usées sont susceptible de s'accumuler à bord des navires, en fonction du nombre de personnes à bord, du type de navire et de la durée du voyage. On distingue deux catégories d'eaux usées, les eaux grises (eau de lavage, eau des douches, etc.) et les eaux noires. Le terme « eaux usées » et le terme « eaux noires » sont souvent utilisés de manière interchangeable.

Selon la définition internationalement admise de la Convention internationale OMI concernant la pollution de la mer par les navires 1973 (telle que modifiée par le protocole de 1978 [MARPOL 73/78] y relatif), le terme « eaux usées » désigne :

- Les eaux et autres déchets provenant d'un type quelconque de toilettes et d'urinoirs ;
- Les eaux provenant des lavabos, baquets et conduits de vidange situés dans les locaux réservés aux soins médicaux (infirmerie, salle de soins, etc.) ;
- Les eaux provenant des espaces utilisés pour le transport des animaux vivants (transporteurs d'animaux, etc.) ; ou
- Les autres eaux résiduaires (eaux grises des douches, etc.) lorsqu'elles sont mélangées aux eaux définies ci-dessus.

Les eaux usées sont un type d'eaux résiduelles et constituent une source importante potentielle ou avérée de contamination de l'eau potable par des agents infectieux. La contamination peut également provenir de différentes caractéristiques chimiques (notamment des concentrations importantes d'ammonium, de nitrate et de phosphore), d'une conductivité élevée (due à une forte teneur en solides dissous) ou d'une alcalinité élevée (valeur pH typique comprise entre 7 et 8). La présence de trichlorométhanes est également possible, résultat d'une désinfection précédente.

Risques principaux

Une gestion et un déversement inadaptés des eaux usées peuvent rapidement avoir des conséquences néfastes pour la santé. Les eaux noires sont susceptibles d'héberger différentes substances dangereuses (agents chimiques, pharmaceutiques, biologiques, etc.). Il est bien établi que les amibes pathogènes, bactéries, virus, vers, champignons et parasites survivent dans les eaux noires non traitées. Le risque principal est une propagation de la maladie par l'intermédiaire d'eaux usées contaminées et insuffisamment traitées ayant été déversées dans l'eau environnante. La contamination croisée de l'eau potable, les incidents (fuite, débordement, etc.) et les infections contractées pendant les opérations de maintenance constituent des risques additionnels pour la santé.

La méthode la plus courante de traitement des eaux usées est d'évacuer les eaux usées des toilettes par un système de canalisations vers un bac de récupération où celles-ci sont broyées, décantées et désagrégées par une bactérie présente naturellement dans un processus aérobie. Elles sont ensuite désinfectées avant d'être déversées en pleine mer. Il est important de tenir compte du fait qu'une utilisation excessive de nettoyants et de désinfectants dans le réseau d'assainissement peut entraîner la destruction de la bactérie naturellement présente dans l'installation de traitement. Le processus aérobie nécessite de l'oxygène ; par conséquent, les aérateurs soufflent de l'air dans le compartiment biologique. Des gaz toxiques peuvent être produits pendant ce processus.

Normes et recommandations internationales

Convention internationale OMI concernant la pollution de la mer par les navires 1973 (telle que modifiée par le protocole de 1978 [MARPOL 73/78] y relatif), Annexe IV : Prévention de la pollution par les eaux usées des navires, entrée en vigueur le 27 septembre 2003. Une révision a été faite le 1er avril 2004 et est entrée en application le 1er août 2005.

Depuis septembre 2008, l'Annexe IV de la convention MARPOL 73/78 et l'amendement MEPC.115(51) de la Commission sur la protection de l'environnement marin (MEPC) stipule que

les navires effectuant des voyages internationaux et d'une taille > 400 tonneaux, ou autorisés à transporter >15 personnes, doivent être équipés d'au moins un des réseaux d'assainissement suivants :
•Un bac à eaux usées d'une capacité suffisante et équipé d'une jauge visuelle de niveau ;
•Un système de broyage et de désinfection des eaux usées, et notamment une cuve de stockage ;
•Une installation de traitement des eaux usées approuvée par la MEPC.2(VI), une recommandation sur les normes internationales concernant les effluents et des directives pour la réalisation de tests pour les installations de traitement des eaux usées.

Les navires à passagers doivent gérer de larges quantités d'eaux usées et opèrent fréquemment dans des zones protégées. Par conséquent, les installations de traitement à bord des bateaux de croisière utilisent fréquemment les principes de filtration membranaire et/ou d'osmose inverse.

Dans l'Annexe IV de la convention MARPOL 73/78, un certain nombre de règles concernant la gestion des eaux usées sont définies. La MEPC de l'OMI a défini des amendements supplémentaires contenant des informations plus détaillées :
- MEPC2(VI), Critères d'évaluation des installations de traitement des eaux usées ;
- MEPC115(51), Amendements des règles de l'Annexe IV de la convention MARPOL ;
- MEPC.157(55), Normes relatives à l'évacuation des eaux usées non traitées ;
- MEPC.159(55), Critères concernant les installations de traitement des eaux usées construites après janvier 2010.

Examen de la documentation

- Dessins techniques du réseau d'assainissement.
- Certificat international OMI de prévention de la pollution (ISPP) des eaux usées.
- Manuel de gestion de la sécurité internationale (ISM).
- Plan de gestion des eaux usées (si disponible).
- Instructions de maintenance des installations de traitement des eaux usées (le cas échéant).

Références

Conventions internationales

OIT, Convention du travail maritime 2006.

OMI, Convention internationale, concernant la pollution de la mer par les navires 1973 (telle que modifiée par le protocole de 1978 [MARPOL 73/78] y relatif).

Littérature scientifique

Rooney RM et al. (2004). A review of outbreaks of foodborne disease associated with passenger ships : evidence for risk management. Public Health Reports, 119 :427–434.

Directives et normes

ISO 14726-2 :2008. Navires et technologie maritime – Couleurs pour l'identification du contenu des systèmes de tuyauterie —Partie 2 : Couleurs supplémentaires pour autres milieux et/ou fonctions. Genève, ISO, 2009.

OMS (2011). Guide d'hygiène et de salubrité à bord des navires, 3ème éd. Genève, OMS.

Codes du secteur	Résultats de l'inspection : preuves recueillies, résultats des échantillons, documents examinés	Mesures de lutte et actions correctives	Requis	Recommandé
10.1 Examen de la documentation				
10.1.1 o	Certificat ISPP datant de plus de 5 ans, inexistant ou indisponible en anglais et en français.	Mener une étude de renouvellement de tout le réseau d'assainissement et obtenir un nouveau certificat ISPP. Informer l'autorité compétente (autorités de contrôle de l'État du port, etc.).	o	
10.1.2 o	Absence de règlement favorisant la familiarisation des membres du personnel du navire avec les installations de traitement des eaux usées.	Incorporer au manuel ISM des instructions concernant l'exploitation et la maintenance du réseau d'assainissement.		o
10.1.3 o	Absence de dessins techniques.	Préparer des dessins techniques pour la prochaine inspection.		o
10.1.4 o	Absence de manuel d'instructions concernant l'exploitation et la maintenance.	Fournir des instructions concernant la maintenance pour la prochaine inspection.	o	
10.1.5 o	Eaux usées non incluses dans le plan de gestion des déchets, ou absence de plan de gestion des déchets.	Mettre au point un plan de gestion des déchets incluant des procédures concernant la gestion des eaux usées.		o
10.2 Eaux usées des cuisines et des offices				
10.2.1 o	Évacuation de l'évier (pour la préparation des aliments ou le lavage de la vaisselle) directement raccordée au système de collecte des eaux usées.	Installer suffisamment de dispositifs anti-reflux (lames d'air, etc.).		o
		Installer un affichage exigeant un nettoyage minutieux de l'évier avant utilisation pour toute préparation alimentaire.		o
10.2.2 o	Lignes d'évacuation des machines à glace, des lave-vaisselle ou des broyeurs de résidus alimentaires directement raccordées au système de collecte des eaux usées, et non équipées du dispositif anti-retour adapté.	Installer suffisamment de dispositifs anti-reflux (lames d'air, etc.) sur les lave-vaisselle.		o
		Installer suffisamment de dispositifs anti-reflux (lames d'air, etc.) sur les machines à glace.		o
		Installer des lames d'air ou des disconnecteurs mécaniques au niveau des systèmes de broyeurs de déchets et de résidus alimentaires.		o
10.2.3 o	Absence de séparateurs de graisse installés entre le système de collecte des eaux usées de la cuisine et le réseau d'assainissement ; ou les séparateurs de graisse débordent, sont sales ou mal entretenus.	Installer des séparateurs de graisse entre le système de collecte des eaux usées de la cuisine et le réseau d'assainissement.		o
		Nettoyer les séparateurs de graisse régulièrement et jeter la graisse recueillie.		o

Codes du secteur	Résultats de l'inspection : preuves recueillies, résultats des échantillons, documents examinés	Mesures de lutte et actions correctives	Requis	Recommandé
		10.3 Eaux usées des installations médicales		
10.3.1 o	Le dessin technique ou l'inspection physique du réseau d'assainissement montre que les liquides des installations médicales (évacuations, douches, baignoires, bidets, toilettes, etc.) ne sont pas évacués dans le réseau d'assainissement.	Modifier la construction afin que toutes les eaux usées collectées au niveau des installations médicales arrivent au réseau d'assainissement.	o	
		10.4 Eaux usées des salles d'eau publiques et communes, stations de lavage des mains et toilettes		
10.4.1 o	Nombre insuffisant d'installations d'assèchement du pont connectées au réseau d'assainissement.	Installer un nombre suffisant d'installations d'assèchement du pont connectées au réseau d'assainissement.		o
10.4.2 o	Canalisations d'eaux usées et d'eau des bains bouchées, ou présence visible ou signalement d'un reflux.	Nettoyer et déboucher les évacuations et les canalisations.		o
		Installer des canalisations de taille adaptée.		o
10.4.3 o	Dysfonctionnement des toilettes ou du système de chasse d'eau.	Réparer les toilettes et/ou le système de chasse d'eau.	o	
10.4.4 o	Le dessin technique ou l'inspection physique du réseau d'assainissement montre que les salles de bains ou les toilettes sont localisées sur un pont constituant le haut de cuves d'eau potable.	Fermer les salles de bains ou toilettes concernées. Déconnecter toutes les canalisations (eaux usées et eau potable) proches des canalisations principales, afin d'éviter toute stagnation dangereuse.		o
		10.5 Cales de cargaison		
10.5.1 o	Les évacuations de la soute ou des espaces à cargaison réfrigérée sont directement raccordés au réseau d'assainissement.	Raccorder ces évacuations à un système d'évacuation commun, distinct de tout réseau d'assainissement.		o
		10.6 Excréments animaux		
10.6.1 o	Aucune évacuation de taille suffisante connectée au bac à eaux usées ou au système de traitement.	Installer une évacuation adaptée pour éviter toute accumulation d'eau ou la chute d'excréments animaux.		o
		Installer un bac à eaux usées de capacité adaptée afin de permettre le stockage des eaux usées jusqu'à ce que le navire puisse procéder au déversement sûr des eaux usées.		o
		10.7 Système de canalisations		
10.7.1 o	Absence de code couleur sur les canalisations (noir-bleu-noir tous les 5 mètres).	Un code couleur approprié doit être peint au minimum tous les 5 mètres sur les canalisations (par exemple, noir-bleu-noir, conformément à la norme ISO 14726:2008).	o	
10.7.2 o	Canalisations mal entretenues ; elles sont bouchées, de taille inadaptée, ou présentent des fuites.	Nettoyer les canalisations et assurer leur maintenance.		o
		Réparer immédiatement les fuites.	o	
		Installer des canalisations de taille appropriée.		o
10.7.3 o	Observation de raccordements transversaux à d'autres systèmes contenant des liquides, ou canalisations des eaux usées traversant les cuves d'eau potable ou connectées aux canalisations d'eau potable.	Retirer tous les raccordements transversaux.	o	
		Retirer des cuves toutes les canalisations ne contenant pas d'eau potable.	o	

Codes du secteur	Résultats de l'inspection : preuves recueillies, résultats des échantillons, documents examinés	Mesures de lutte et actions correctives	Requis	Recommandé
10.7.4 o	Les lignes d'évacuation des eaux usées et des eaux grises passent directement au-dessus : • Des cuisines, buffets ou bars ; • Des zones de préparation ou de service de la nourriture ; • Des zones de lavage des équipements ou ustensiles de cuisine ; • Des zones de stockage des aliments.	Modifier l'organisation des canalisations ; les lignes d'évacuation ne doivent pas passer au-dessus des zones critiques.		o
10.8 Bac à eaux usées (obligatoire pour tous les navires > 400 tonneaux ou avec ≥15 personnes à bord)				
10.8.1 o	Absence de bac à eaux usées.	Installer un bac à eaux usées dans un lieu isolé (batardeau et hiloire), de taille suffisante et fabriqué dans des matériaux adaptés. L'équiper d'une jauge de niveau, d'une alerte de niveau élevé, d'un accès pour le nettoyage et d'un système de débordement.	o	
10.8.2 o	Identification et capacité Bac non identifié, ou la capacité du bac : • n'est pas indiquée ; • est insuffisante ; • ne correspond pas au certificat ISPP.	Placer un affichage sur le bac portant la mention « Bac à eaux usées ».	o	
		Indiquer clairement la capacité correcte du bac en m^3.	o	
		Installer un bac à eaux usées de capacité suffisante (au moins 114 l par personne et par jour, ou conformément à la recommandation 10/11 de la Commission d'Helsinki [HELCOM]).	o	
		Renouveller le certificat ISPP. Informer l'autorité compétente (par exemple, les autorités de contrôle de l'État du port).	o	
10.8.3 o	Fuite et débordement Le bac n'est pas isolé (absence de batardeau) ou possède une paroi commune avec les cuves d'eau potable. Bac non protégé contre les fuites et les débordements par un hiloire. Absence de jauge visuelle de niveau, et/ou d'alerte de niveau élevé. Signes de l'existence de fuites ou de débordement (le bac à eaux usées ou ses environs sont sales).	Installer le bac dans un endroit isolé n'ayant aucune paroi commune avec les cuves d'eau potable. Entourer le bac d'un batardeau.		o
		Installer un hiloire autour du bac afin d'éviter tout déversement.	o	
		Installer une jauge de niveau visible à l'extérieur du bac.	o	
		Installer une alerte de niveau élevé.		o
		Nettoyer et désinfecter la zone contaminée.	o	
		Installer un bac de capacité suffisante (si la raison du débordement est une capacité insuffisante du bac).		o
		Réparer les fuites.	o	
10.8.4 o	Absence de ventilation des cuves, ou ventilation inadaptée.	Installer un ventilateur sur le bac.		o
		Acheminer les émissions vers l'extérieur du navire, loin des prises d'air.	o	

Codes du secteur	Résultats de l'inspection : preuves recueillies, résultats des échantillons, documents examinés	Mesures de lutte et actions correctives	Requis	Recommandé
10.9 Système de broyage et de désinfection (le cas échéant)				
10.9.1 o	Modèle de système de broyage et de désinfection non approuvé, datant de plus de 5 ans, ou n'affichant pas les résultats d'analyse des échantillons prélevés après désinfection, ou absence du certificat ISPP.	Installer un modèle approuvé.	o	
		Renouveler le certificat ISPP. Informer l'autorité compétente.	o	
		Prélever des échantillons afin de déterminer l'efficacité de l'unité de désinfection.	o	
10.9.2 o	Identification et capacité Unité non identifiable. Capacité de la cuve : • non indiquée ; • insuffisante pour contenir les eaux usées broyées et désinfectées si le navire est situé à moins de 3 milles nautiques de la côte la plus proche ; ou • ne correspond pas au certificat ISPP.	Installer un bac supplémentaire pour stocker les effluents désinfectés et broyés de l'installation de traitement.	o	
		Identifier clairement la cuve avec un affichage portant la mention « Unité de broyage et de désinfection ».	o	
		Indiquer clairement la capacité correcte de la cuve en m^3.	o	
10.9.3 o	Quantité insuffisante de désinfectant pour faire fonctionner le système pendant le prochain voyage.	Stocker une quantité suffisante de désinfectant pour faire fonctionner le système pendant au moins deux voyages complets.		o
10.9.4 o	Le personnel du navire manque de connaissances concernant le fonctionnement et la maintenance du système de broyage et de désinfection	Former le personnel technique au fonctionnement et à la maintenance du réseau d'assainissement.		o
		Former le personnel au fonctionnement et à la maintenance du réseau d'assainissement, conformément au manuel ISM.		o
10.10 Installation de traitement des eaux usées (le cas échéant)				
10.10.1 o	Installation de traitement des eaux usées non approuvé, datant de plus de 5 ans, ou n'affichant pas les résultats d'analyse, ou absence du certificat ISPP.	Installer un modèle approuvé.	o	
		Informer les autorités compétentes de la nécessité de renouveler le certificat ISPP.	o	
10.10.2 o	Installation de traitement ne pouvant fonctionner ou contournée.	Mettre en marche l'installation de traitement des eaux usées.	o	
		Stocker les eaux usées dans un bac adapté, ou déverser les eaux usées dans une installation de réception portuaire autorisée.	o	
		Réparer l'installation de traitement des eaux usées avant de procéder au déversement des eaux usées traitées dans une masse d'eau ou en pleine mer.	o	

Codes du secteur	Résultats de l'inspection : preuves recueillies, résultats des échantillons, documents examinés	Mesures de lutte et actions correctives	Requis	Recommandé
10.10.3 o	L'installation de traitement semble en mauvais état ; par exemple : • installation ne fonctionnant pas, ou contournée ; • les aérateurs du compartiment biologique ne fonctionnent pas ; • présence trop importante de boues dans les compartiments ; • absence de désinfectant ; • les effluents traités présentent des morceaux visibles ; • présence d'une odeur forte et évidente, ou d'une coloration explicite (note : une coloration légèrement brune ou jaune est sans risque) ; • la valve d'évacuation du biofiltre ou du bassin de décantation est ouverte ou cassée.	Mettre en marche l'installation de traitement des eaux usées ; traiter toutes les eaux usées avant déversement.	o	
		Effectuer les travaux de maintenance conformément aux instructions du fabricant afin d'obtenir des effluents conformes aux normes de qualité en vigueur.	o	
		Ne pas procéder au déversement des effluents à moins de 12 milles nautiques de la côte avant que tous les problèmes aient été réglés.	o	
		Réparer les aérateurs.	o	
		Réapprovisionner en désinfectants adaptés, conformément aux instructions du fabricant.	o	
		Prélever des échantillons à la recherche de microorganismes, conformément au règlement MEPC.	o	
		Retirer l'excès de boues des cuves et les évacuer dans une installation officielle de réception portuaire.	o	
		Nettoyer, inspecter et réparer les cuves, conformément aux instructions du fabricant, lorsque c'est nécessaire (par exemple tous les 6 mois).		o
10.10.4 o	Absence de point d'échantillonnage, ou point d'échantillonnage inadapté.	Installer un point d'échantillonnage en métal au niveau de la sortie d'effluents traités.	o	
10.10.5 o	Absence de ventilation ou ventilation inadaptée des cuves.	Installer un ventilateur sur la cuve.		o
		Acheminer les émissions vers l'extérieur du navire, loin des prises d'air.	o	
		10.11 Déversement		
10.11.1 o	Les eaux usées non traitées ont été déversées dans le bassin portuaire, dans une rivière ou toute autre zone protégée.	Interrompre immédiatement le déversement et signaler l'incident aux autorités portuaires.	o	
10.11.2 o	Valves d'évacuation à la mer ouvertes ou cassées.	Fermer ou réparer la valve.	o	
10.11.3 o	Les canalisations susceptibles de déverser les eaux usées non traitées, les résidus de traitement des eaux usées, ainsi que les eaux usées du bac à eaux usées directement dans le bassin portuaire ne sont pas fermées.	Fermer immédiatemment toutes les valves des canalisations.	o	
10.11.4 o	Les boues excédentaires des cuves ou des installations de traitement ne sont pas stockées de manière adaptée en vue d'être déversées dans des installations à terre ou en haute mer.	Stocker l'excès de boues dans les cuves appropriées en vue de déversement dans des installations à terre ou en haute mer.		o

Codes du secteur	Résultats de l'inspection : preuves recueillies, résultats des échantillons, documents examinés	Mesures de lutte et actions correctives	Requis	Recommandé
10.11.5 o	Méconnaissance des règles MARPOL 73/78 concernant le déversement, ou des règles nationales de déversement dans le port ou ses eaux environnantes.	Former le personnel concerné au règlement de la convention MARPOL 73/78 ou au règlement national portuaire, et ajouter ces procédures dans le manuel ISM.		o
10.11.6 o	Absence de canalisations adaptées pour le déversement des eaux usées vers une installation de réception ; le raccordement de déversement à terre ne correspond pas aux exigences de l'Annexe IV de la convention MARPOL 73/78 ; ou utilisation d'un système de couplage à fermeture rapide non approuvé par l'administration.	Installer des canalisations adaptées permettant l'évacuation sanitaire des eaux usées vers les installations portuaires de réception.	o	
		Installer des raccords de déversement à bride(s) standard, conformément à l'Annexe IV de la convention MARPOL 73/78.	o	
10.12 Tuyaux de déversement				
10.12.1 o	Absence de tuyaux de déversement des eaux usées ; tuyaux fabriqués dans des matériaux non-résistants, non-imperméables et à surface interne non-lisse ; tuyaux non étiquetés comme tuyaux de déversement des eaux usées.	Commander des tuyaux de déversement des eaux usées fabriqués dans des matériaux résistants, imperméables et à surface interne lisse.		o
		Faire apparaître la mention « Réservé au déversement des déchets » sur les tuyaux de déversement des eaux usées pour éviter toute contamination croisée accidentelle.		o
10.12.2 o	Tuyaux en mauvais état et ne semblant pas nettoyés ni désinfectés Tuyaux non rangés dans un endroit dédié adapté, ou stockés au même endroit que l'équipement réservé à l'eau potable.	Nettoyer, rincer et désinfecter les tuyaux de déversement après chaque utilisation.		o
		Stocker les tuyaux de déversement des eaux usées dans un endroit dédié, portant la mention « Tuyaux de déversement des déchets ».		o
		Nettoyer et désinfecter le lieu de stockage.		o
		Ne pas stocker les tuyaux ou l'équipement réservés à l'eau potable avec les tuyaux de déversement des eaux usées.	o	
10.13 Cales				
10.13.1 o	Présence d'eaux usées, d'excréments de rongeurs, de particules de nourriture, de matières putrescibles ou de substances toxiques dans les cales.	Vidanger les eaux de cale dans une installation portuaire de réception. Nettoyer les cales.		o
		Vérifier l'ensemble du réseau d'assainissement à la recherche de fuites ou de débordement.	o	
		Appliquer des mesures de dératisation si des excréments de rongeurs ont été trouvés.	o	
10.13.2 o	Eaux grises régulièrement déversées dans les cales.	Recueillir les eaux grises dans le bac à eaux usées, les acheminer dans le compartiment de désinfection de l'installation de traitement des eaux usées ou les déverser par-dessus bord, conformément aux règlements internationaux en vigueur.	o	

Secteur 11 Eaux de ballast

Introduction

Des études menées dans plusieurs pays ont permis de démontrer que de nombreuses espèces de bactéries, plantes et animaux sont capables de survivre en « passagers clandestins » dans l'eau de ballast et les sédiments transportés par le navire, et ce, même lors de longs voyages internationaux. Le déversement de l'eau de ballast et des sédiments dans les eaux portuaires est donc susceptible d'entraîner une prolifération d'organismes aquatiques dangereux et d'agents pathogènes susceptibles de représenter une menace pour la vie humaine, l'environnement et l'équilibre de l'écosystème.

Les navires transportant des cargaisons importantes (navires de vrac, porte-conteneurs, etc.) doivent contrôler leur équilibre au cours des opérations de manutention de la cargaison. Par conséquent, de larges quantités d'eau de ballast sont pompées dans le navire ou en dehors du navire. Par exemple, si un navire arrive au port avec des cales de cargaison vides, le navire est « sur ballast », ce qui signifie que plusieurs tonnes d'eau de ballast se trouvent dans les réservoirs à eau de ballast afin de stabiliser le navire pendant sa traversée de l'océan. Lors des opérations de chargement, l'eau de ballast doit être pompée hors du navire dans le bassin portuaire, afin de préserver la stabilité du navire..

Normes et recommandations internationales

La Convention de l'OMI sur le contrôle des eaux de ballast et sédiments des navires a été adoptée le 13 février 2004. Cette convention entrera en vigueur 12 mois après sa ratification par 30 États dont les flottes marchandes représentent 35 % du tonnage brut de la flotte mondiale (Article 18, Entrée en vigueur).

Les prescriptions spécifiques à la gestion des eaux de ballast sont explicitées dans la règle B-3 sur la gestion des eaux de ballast par les navires :

- Un navire construit avant 2009 qui a une capacité en eaux de ballast comprise entre 1500 et 5000 mètres cubes inclus, doit procéder à la gestion des eaux de ballast de façon à satisfaire la norme minimale de renouvellement des eaux de ballast ou à la norme de qualité des eaux de ballast jusqu'en 2014, date après laquelle il doit satisfaire la norme minimale de qualité des eaux de ballast.
- Un navire construit avant 2009 qui a une capacité en eaux de ballast inférieure à 1500 ou supérieure à 5000 mètres cubes doit procéder à la gestion des eaux de ballast de façon à satisfaire la norme minimale de renouvellement des eaux de ballast ou à la norme de qualité des eaux de ballast jusqu'en 2016, date après laquelle il doit satisfaire la norme minimale de qualité des eaux de ballast.
- Un navire construit en 2009 ou après cette date qui a une capacité en eaux de ballast inférieure à 5000 mètres cubes doit procéder à la gestion des eaux de ballast de façon à satisfaire la norme minimale de qualité des eaux de ballast.
- Un navire construit en 2009 ou après cette date, mais avant 2012, qui a une capacité en eaux de ballast égale ou supérieure à 5000 mètres cubes doit procéder à la gestion des eaux de ballast de façon à satisfaire la norme minimale de renouvellement des eaux de ballast ou à la norme de qualité des eaux de ballast jusqu'en 2016, date après laquelle il doit satisfaire la norme minimale de qualité des eaux de ballast.
- Un navire construit en 2012 ou après cette date qui a une capacité en eaux de ballast égale ou supérieure à 5000 mètres cubes doit procéder à la gestion des eaux de ballast de façon à satisfaire la norme minimale de qualité des eaux de ballast.

Des indications spécifiques concernant la norme de renouvellement des eaux de ballast et la norme de qualité des eaux de ballast sont disponibles à l'Annexe D, Normes applicables à la gestion des eaux de ballast, de la Convention internationale OMI pour le contrôle et la gestion des eaux de ballast et sédiments des navires. Elles sont décrites ci-dessous telles que :

Règle D-1, Norme de renouvellement des eaux de ballast

Les navires qui procèdent au renouvellement des eaux de ballast conformément à la présente règle doivent obtenir un renouvellement volumétrique effectif d'au moins 95 % des eaux de ballast. Dans le cas des navires qui procèdent au renouvellement des eaux de ballast par pompage, le renouvellement par pompage de trois fois le volume de chaque citerne à ballast doit être considéré comme satisfaisant à la norme décrite. Le pompage de moins de trois fois le volume peut être accepté à condition que le navire puisse prouver qu'un renouvellement volumétrique de 95 % est obtenu.

Règle D-2, Norme de qualité des eaux de ballast :
Les navires qui procèdent à la gestion des eaux de ballast doivent rejeter :
- <10 organismes viables/m3 d'une taille ≥50 µm ;
- <10 organismes viables /ml d'une taille <50 µm et ≥10 µm.

En outre, le rejet des agents microbiens indicateurs ne doit pas dépasser les concentrations spécifiées.

À titre de norme pour la santé humaine, les agents microbiens indicateurs comprennent les agents suivants :
- Vibrio cholerae toxigène (O1 et O139), < de 1 unité formant colonie (ufc) par 100 ml ou < de 1 ufc pour 1 gramme (masse humide) d'échantillons de zooplancton ;
- Escherichia coli, <250 ufc par 100 ml
- Entérocoque intestinal, <100 ufc par 100 ml

Les systèmes de gestion des eaux de ballast doivent être approuvés par l'administration et en accord avec les directives de l'OMI (Règle D-3, Prescriptions relatives à l'approbation des systèmes de gestion des eaux de ballast). Cela inclut les systèmes utilisant des produits chimiques ou des biocides, les systèmes utilisant des organismes ou des mécanismes biologiques, ou les systèmes permettant l'altération des caractéristiques chimiques ou physiques des eaux de ballast.

Convention internationale OMI pour le contrôle et la gestion des eaux de ballast et sédiments des navires
Directives relatives aux installations de réception des sédiments (G1)
Directives pour l'échantillonnage des eaux de ballast (G2)
Directives sur le respect de conditions équivalentes concernant la gestion des eaux de ballast (G3)
Directives pour la GEB et l'élaboration des plans de GEB (G4)
Directives relatives aux installations de réception des eaux de ballast (G5)
Directives pour le renouvellement des eaux de ballast (G6)
Directives sur l'évaluation des risques dans le cadre de la règle A-4 de la Convention BWM (G7)
Directives pour l'approbation des systèmes de GEB (G8)
Directives pour l'approbation des systèmes de GEB qui utilisent des substances actives (G9)
Directives pour l'approbation et la supervision des programmes relatifs aux prototypes de technologies de traitement des eaux de ballast (G10)
Directives sur les normes de conception et de construction des navires qui procèdent au renouvellement des eaux de ballast (G11)
Directives en matière de conception et de construction pour faciliter le contrôle des sédiments à bord des navires (G12)
Directives sur les mesures supplémentaires concernant la gestion des eaux de ballast, y compris dans des situations d'urgence (G13)
Directives sur la désignation de zones pour le renouvellement des eaux de ballast (G14)

Risques principaux

Le problème des espèces invasives est largement imputable à l'augmentation du volume des échanges commerciaux et du trafic au cours des dernières décennies. Leurs effets se sont révélés dévastateurs dans de nombreuses régions du monde. Les données quantitatives disponibles montrent que le taux de bio-invasion augmente à une vitesse alarmante, parfois exponentielle, et de nouvelles régions sont sans cesse envahies. Le commerce maritime continue de s'intensifier et le problème pourrait ne pas encore avoir atteint son apogée.

Parmi les exemples spécifiques, on citera l'introduction de la moule zébrée européenne (Dreissena polymorpha) dans les Grands Lacs entre le Canada et les États-Unis, ayant occasionné des milliards de dollars de dépenses pour le contrôle de la pollution et le nettoyage des structures immergées et des canalisations d'eau, et l'introduction d'un cténophore américain (Mnemiopsis leidyi) dans la Mer Noire

et la Mer d'Azov, ayant entraîné la quasi-extinction des populations d'anchois et de sprats.
Il existe également des risques pour la santé publique ; certaines épidémies de choléra semblent directement associées à l'eau de ballast en Amérique du Sud, dans le Golfe du Mexique et dans d'autres zones.

Échantillonage

Les normes des Directives OMI MEPC 58/23 Annexe 3, version préliminaire des Directives pour l'échantillonnage des eaux de ballast (G2), peuvent constituer des références importantes pour l'échantillonnage des eaux de ballast, si nécessaire, destiné à l'évaluation des risques existants pour la santé publique.

Les objectifs de ces directives sont de fournir aux autorités des États Parties, et notamment les agents de contrôle de l'État du port, une orientation pratique et technique concernant l'échantillonnage et l'analyse des eaux de ballast afin de pouvoir déterminer si un navire se conforme à l'Article 9, Inspection des navires et aux Règles D-1 ou D-2 de la Convention pour la gestion des eaux de ballast de l'OMI.

Dans ce but, les échantillons doivent être prélevés au niveau de la ligne d'évacuation, le plus près possible du point d'évacuation, et, si possible, pendant la procédure d'évacuation des eaux de ballast. Pour les cas où la conception du système de ballast ne permet pas de prélever un échantillon au niveau de la ligne d'évacuation, d'autres dispositions d'échantillonnage peuvent être requises. Le prélèvement d'échantillons par les ouvertures de service, les tuyaux de sonde ou les tuyaux d'air n'est pas l'approche privilégiée pour évaluer la conformité avec la Règle D-2.
Tout protocole d'échantillonnage visant à contrôler la conformité au titre de la Convention pour la gestion des eaux de ballast doit suivre les principes suivants, afin de permettre une approche cohérente entre les différentes parties et de fournir des certitudes à l'industrie maritime :

- Le protocole d'échantillonnage doit être conforme à ces directives.
- Le protocole d'échantillonnage doit permettre d'obtenir des échantillons représentatifs de l'ensemble de l'évacuation des eaux de ballast issues de toutes les cuves ou tous les ensembles de cuves concernés par l'évacuation.
- Le protocole d'échantillonnage doit prendre en considération la présence éventuelle d'une charge de sédiments en suspension dans les eaux déversées, susceptible d'influencer les résultats obtenus.
- Le protocole d'échantillonnage doit indiquer que les échantillons doivent être prélevés aux points d'évacuation appropriés.
- La quantité et la qualité des échantillons prélevés doivent être suffisantes pour permettre d'établir si oui ou non les eaux de ballast évacuées correspondent aux normes en vigueur.
- L'échantillonnage doit être réalisé de manière pratique et sécurisée.
- Les échantillons doivent avoir une taille raisonnable.
- Les échantillons doivent être prélevés, scellés et stockés afin de garantir que ceux-ci pourront être utilisés dans le but d'évaluer le respect des exigences de la convention.
- Les échantillons doivent être entièrement analysés dans les délais prévus de la méthode du test, par un laboratoire accrédité.
- Les échantillons doivent être transportés, manipulés et stockés dans le respect de la chaîne de sécurité.

Avant toute évaluation du respect des exigences de la Règle D-2, il est recommandé que, dans un premier temps, un échantillon représentatif des eaux de ballast évacuées soit prélevé afin de déterminer si un navire est potentiellement conforme ou non-conforme. Un tel test est susceptible de permettre à l'État Partie d'identifier des mesures immédiates d'atténuation, dans la limite de ses compétences, afin d'éviter tout impact supplémentaire d'une éventuelle non-conformité de l'évacuation des eaux de ballast du navire.
En situation d'urgence ou d'épidémie, les autorités portuaires peuvent avoir recours à des méthodes alternatives d'échantillonnage susceptibles d'être introduites à court terme. Les navires entrant dans les ports appartenant à leur juridiction doivent être informés de ces méthodes d'échantillonnage. Dans de telles situations, les autorités portuaires ne sont pas tenues d'en informer l'OMS ; toutefois, une telle notification peut s'avérer bénéfique pour les autres parties.

Examen de la documentation

- Plans de construction du système d'eau de ballast.
- Formulaire pour l'eau de ballast OMI.
- Manuel de gestion de la sécurité internationale.
- Instructions concernant la maintenance des installations de traitement de l'eau de ballast.

Références

Conventions internationales

OMI (2007), Convention internationale OMI pour le contrôle et la gestion des eaux de ballast et sédiments des navires.

Résolution MEPC. 152(55) Directives relatives aux installations de réception des sédiments (G1). Londres, OMI, 2005.

Résolution MEPC.123(53) Directives sur le respect de conditions équivalentes concernant la gestion des eaux de ballast (G3). Londres, OMI, 2005.

Résolution MEPC.124(53) Directives pour le renouvellement des eaux de ballast (G6). Londres, OMI, 2005.

Résolution MEPC.127(53) Directives pour la GEB et l'élaboration des plans de GEB (G4). Londres, OMI, 2005.

Résolution MEPC.140(54) Directives pour l'approbation et la supervision des programmes relatifs aux prototypes de technologies de traitement des eaux de ballast (G10). Londres, OMI, 2006.

Résolution MEPC.149(55) Directives sur les normes de conception et de construction des navires qui procèdent au renouvellement des eaux de ballast (G11). Londres, OMI, 2006.

Résolution MEPC.150(55) Directives en matière de conception et de construction pour faciliter le contrôle des sédiments à bord des navires (G12). Londres, OMI, 2006.

Résolution MEPC.151(55) Directives sur la désignation de zones pour le renouvellement des eaux de ballast (G14). Londres, OMI, 2006.

Résolution MEPC.153(55) Directives relatives aux installations de réception des eaux de ballast (G5). Londres, OMI, 2006.

Résolution MEPC.161(56) Directives sur les mesures supplémentaires concernant la gestion des eaux de ballast, y compris dans des situations d'urgence (G13). Londres, OMI, 2007.

Résolution MEPC.162(56) Directives sur l'évaluation des risques dans le cadre de la règle A-4 de la Convention BWM (G7). Londres, OMI, 2007.

Résolution MEPC.169(57) Directives pour l'approbation des systèmes de GEB qui utilisent des substances actives. Londres, OMI, 2008.

Résolution MEPC.173(58) Directives pour l'échantillonnage des eaux de ballast (G2). Londres, OMI, 2008.

Résolution MEPC.174(58) Directives pour l'approbation des systèmes de GEB (G8). Londres, OMI, 2008.

Résolution MEPC.175(58) Rapport d'informations sur les systèmes homologués de gestion des eaux de ballast. Londres, OMI, 2008.

Résolution MEPC.188(60) Installation des systèmes de gestion des eaux de ballast sur les nouveaux navires, conformément aux dates d'entrée en application mentionnées dans la Convention sur la gestion des eaux de ballast. Londres, OMI, 2010.

Littérature scientifique

McCarthy SA, Khambaty FM (1994). International dissemination of epidemic Vibrio cholerae by cargo ship ballast and other non-potable waters. Applications in Environmental Microbiology, 60:2597–2601.

Codes du secteur	Résultats de l'inspection : preuves recueillies, résultats des échantillons, documents examinés	Mesures de lutte et actions correctives	Requis	Recommandé
11.1 Gestion				
11.1.1 o	Absence de registre OMI des eaux usées.	Prévoir un registre des eaux usées tenu à jour.	o	
11.1.2 o	Absence de plan de gestion des eaux de ballast.	Élaborer un plan de gestion des eaux de ballast conforme aux directives OMI.		o
		Mettre en œuvre toutes les procédures définies dans le plan de gestion des eaux de ballast.		o
11.1.3 o	Installations de traitement des eaux de ballast présentes, mais absence d'informations techniques.	Fournir des informations techniques sur le traitement des eaux de ballast pour la prochaine inspection.		o
11.2 Traitement et renouvellement des eaux de ballast				
11.2.1 o	Aucun renouvellement des eaux de ballast en pleine mer, absence de système de traitement embarqué ou de traitement des eaux usées à bord.	Fermer immédiatemment toutes les valves d'évacuation.	o	
		En informer l'autorité compétente (police portuaire, autorités de contrôle de l'État du port, etc.).	o	
		Procéder à l'évacuation, si nécessaire, sous la supervision de l'autorité compétente.	o	
11.2.2 o	Le test de salinité indique que l'eau n'a pas été renouvelée en pleine mer.	Informer l'autorité compétente de procéder au prélèvement d'échantillons visant à évaluer le risque de la présence éventuelle d'organismes aquatiques et d'agents pathogènes dans l'eau.	o	
11.2.3 o	L'installation de traitement n'est pas approuvée par l'OMI.	Fermer les lignes et les valves d'évacuation.		o
		Procéder à l'évacuation, si nécessaire, sous la supervision de l'autorité compétente.		o
		En informer l'autorité compétente (police portuaire, autorités de contrôle de l'État du port, etc.).		o
11.3 Déversement				
11.3.1 o	Les eaux usées non-traitées ou non-renouvelées ont été, ou sont, déversées dans le bassin portuaire, la rivière, ou toute autre zone protégée.	Interrompre immédiatement les opérations de déversement et en informer l'autorité compétente (police portuaire, autorités de contrôle de l'État du port, etc.).	o	

Secteur 12 Cales de cargaison

Introduction

Les facteurs contribuant à l'existence à bord de risques pour la santé publique incluent la conception, la construction, la gestion et le fonctionnement des cales de cargaison. Certains risques pour la santé publique peuvent être transportés d'un pays à l'autre par le biais de cargaisons, contaminées ou infestées, chargées dans des cales, par le biais d'une contamination à bord ou une infestation de la cargaison par les vecteurs, ainsi que par des mesures de contrôle et de prevention inadaptées et insuffisantes à bord.

Pour l'inspection, les cales doivent être vides. Conformément à la Résolution A.864(20) de l'OMI et au Manuel sur le chargement et le déchargement des cargaisons solides en vrac à l'intention des représentants des terminaux (recueil BLU), édition 2008, des précautions particulières doivent être prises avant de pénétrer dans les espaces fermés à bord des navires. Il existe un risque d'atmosphère dangereuse dans les cales des navires, notamment si la cargaison a fait l'objet d'une fumigation, et/ou d'une teneur réduite en oxygène, ou de vapeurs toxiques ou inflammables. L'inspection des cales doit être effectuée dès que le déchargement des cales a eu lieu et que l'entrée dans les cales est sans danger.

Normes et recommandations internationales

Recommandations de l'OMI pour l'entrée dans des espaces clos à bord des navires [résolution A.864(20)]

3 Évaluation

3.2 Les procédures à suivre pour l'analyse de l'atmosphère et l'entrée dans l'espace clos doivent être définies sur la base de l'évaluation préliminaire. Ces procédures dépendront des résultats de l'évaluation des risques :

1. S'il existe un risque minimal pour la santé ou la vie des membres du personnel pénétrant dans l'espace clos ;
2. S'il n'existe aucun risque immédiat pour la santé ou la vie, mais qu'un risque est susceptible d'apparaître au cours des opérations effectuées dans l'espace clos ; ou
3. Si un risque pour la santé ou la vie est identifié.

Si l'évaluation préliminaire indique un risque minimal pour la santé ou la vie, ou un risque susceptible d'apparaître au cours des opérations effectuées dans l'espace clos, les précautions décrites aux points 4, 5, 6 et 7 doivent être respectées, selon les cas.

Si l'évaluation préliminaire identifie un risque pour la vie ou la santé, et qu'une entrée dans l'espace clos est nécessaire, les précautions additionnelles mentionnées à la section 8 doivent également être respectées.

9.5 Fumigation

Lorsqu'un navire est traité par fumigation, il convient de suivre les recommandations spécifiques incluses dans les recommandations concernant l'utilisation des pesticides à bord des navires. Les espaces adjacents aux espaces soumis à fumigation doivent être considérés comme ayant été soumis à fumigation.

OMI I267:2008, Manuel sur le chargement et le déchargement des cargaisons solides en vrac à l'intention des représentants des terminaux. (recueil BLU), édition 2008

Ce manuel inclut des réglementations visant à prévenir la pollution causée par les déchets domestiques et autres déchets solides. L'Annexe définit les différents types de déchets devant être considérés comme tels, la distance minimale à laquelle leur déversement est autorisé, et de quelle manière.

Convention internationale concernant la pollution de la mer par les navires 1973 (telle que modifiée par le protocole de 1978 [MARPOL 73/78] y relatif)

Selon cette convention, les types suivants de déchets sont considérés comme des déchets de cales de cargaison : bois d'arrimage, palettes cassées, câbles, cordes et couvertures.

OMI SOLAS XII/6.5.1—Protection des cales de cargaison des équipements de chargement/déchargement et SOLAS XII/6.5.3—Défaillance des éléments et des panneaux de structure des cales de cargaison.

Risques principaux

Les principaux risques pour la santé publique à bord incluent la conception, la construction, la gestion et le fonctionnement des cales de cargaison. Certains risques pour la santé publique peuvent être transportés d'un pays à l'autre par le biais de cargaisons, contaminées ou infestées, chargées dans des cales, par le biais d'une contamination à bord ou une infestation de la cargaison par les vecteurs, ainsi que par des mesures de contrôle et de prevention inadaptées et insuffisantes à bord.

Examen de la documentation

- Plans de gestion.
- Procédures opérationnelles.
- Procédures d'entrée dans les espaces confinés et registres.
- Procédures de verrouillage et d'étiquetage.
- Fiches de données sur la sécurité du matériel.
- Plans de construction (y compris évacuations).
- Plans du système de ventilation.
- Registres de contrôle des vecteurs.
- Planning de nettoyage.

Références

Conventions internationales

OMI, Convention internationale pour la sauvegarde de la vie humaine en mer (SOLAS), Règlement XII/6.5.1. Londres, OMI, 1974.

OMI, I267:2008 Manuel sur le chargement et le déchargement des cargaisons solides en vrac à l'intention des représentants des terminaux. Londres, OMI, 2008.

OMI, Recommandations pour l'entrée dans des espaces clos à bord des navires. Londres, OMI, 1997.

Codes du secteur	Résultats de l'inspection : preuves recueillies, résultats des échantillons, documents examinés	Mesures de lutte et actions correctives	Requis	Recommandé
		12.1 Procédures opérationnelles		
12.1 o	Absence de procédures opérationnelles pour le contrôle des risques pour la santé publique, ou procédures inefficaces, en fonction des caractéristiques et de la forme de la cargaison présente à bord.	Définir des procédures opérationnelles afin de contrôler de manière proactive les risques pour la santé publique pour le personnel, les voyageurs et les communautés susceptibles d'être affectés par les navires et la cargaison arrivant au port.		o
		Élaborer des plans de gestion adaptés.		o
		12.2 Construction, conception et configuration		
12.2.1 o	Construction, conception et configuration favorisant un échec probable des mesures de contrôle des risques pour la santé publique.	Mettre en œuvre des mesures visant à corriger la construction, la conception et la configuration, afin de les rendre adaptées.		o
12.2.2 o	Constat d'une infiltration de matériaux contaminés, de liquides, de gaz, de corps étrangers ou de vecteurs.	Procéder à une désinfection, une désinsectisation ou une dératisation, en cas de contamination évidente.	o	
		Isoler la cargaison suspectée de contamination ou de détérioration, ou en montrant les signes.		o
		12.3 Nettoyage et maintenance		
12.3.1 o	Matériaux de construction et conception ne facilitant pas le nettoyage, et/ou conception favorisant l'hébergement de vecteurs.	Corriger les défauts de conception et reconstruire à l'aide de matériaux facilitant le nettoyage et la décontamination.		o
		Jeter ou isoler les items contaminés.	o	
12.3.2 o	Signes de la présence de vecteurs et/ou de réservoirs.	Procéder immédiatement à une désinfection, une désinsectisation ou une dératisation.	o	
		12.4 Équipement de contrôle des conditions environnementales		
12.4.1 o	Absence, inadéquation ou inefficacité de l'équipement nécessaire au contrôle des conditions environnementales en fonction du type de cargaison.	Corriger les défauts de l'équipement et mettre par écrit les procédures permettant une mise en œuvre efficace des pratiques opérationnelles.		o
		12.5 Évacuation		
12.5.1 o	Évacuations non indépendantes les unes des autres et de tous les autres systèmes d'évacuation.	Corriger les défauts et s'assurer que les évacuations sont indépendantes les unes des autres et de tous les autres systèmes d'évacuation.	o	
12.5.2 o	Évacuations connectées à une évacuation recevant les eaux usées d'origine médicale ou humaine.	Séparer les évacuations de tout système d'évacuation acheminant des déchets humains ou médicaux.	o	
12.5.3 o	Les lignes d'évacuation ne se déversent pas dans des puisards ouverts.	Les lignes d'évacuation doivent se déverser dans des puisards ouverts avec lame d'air.	o	
		12.6 Ventilation		
12.6.1 o	Les sorties de service des systèmes d'air froid et/ou d'air chaud desservent plus d'un compartiment.	Installer des conduits séparés pour la ventilation, l'air conditionné, et le système de chauffage.		o
		Séparer les sorties de service pour chaque compartiment.		o
12.6.2 o	Signes de la présence de vecteurs et/ou de réservoirs.	Protéger contre les vecteurs les conduits reliant directement le pont exposé aux cales de cargaison, la salle des machines et les chaufferies, sans extension horizontale d'un côté ou de l'autre.		o
		Procéder immédiatement à une désinfection, une désinsectisation ou une dératisation.	o	

Secteur 13 Autres secteurs et systèmes

Introduction

D'autres systèmes et secteurs présentent également des risques sanitaires. Les vecteurs constituent un risque majeur pour la santé des passagers et des membres d'équipage. À bord, les moustiques, les rats, les souris, les cafards, les puces, les poux ainsi que les poux du rat sont des espèces capables de transmettre des maladies. De plus, les rongeurs sont très présents dans les zones portuaires et sont considérés comme des vecteurs de nombreuses maladies telles que la peste, le typhus murin, la salmonellose, la trichinose, la leptospirose et la fièvre par morsure de rat. Un suivi et un contrôle des vecteurs et des réservoirs est donc nécessaire afin de maintenir l'état de santé sur les navires.

Les eaux stagnantes consécutives à de fortes pluies ou des inondations sont susceptibles de servir de sites de reproduction pour les moustiques, entraînant ainsi l'augmentation d'une exposition potentielle aux maladies à transmission vectorielle telles que la dengue, le paludisme et la fièvre du Nil occidental.

Les lave-linge et les blanchisseries constituent des éléments indispensables aux navires, conformément à la C92 Convention sur le logement des équipages (révisée),1949. Ce document détaille les normes minimales exigées pour la localisation, la construction, l'organisation et l'équipement de ces installations, et notamment des installations sanitaires.

Les eaux de drainage des blanchisseries sont considérées comme des eaux grises, conformément à l'Annexe V de la Convention internationale, concernant la pollution de la mer par les navires 1973 (telle que modifiée par le protocole de 1978 [MARPOL 73/78] y relatif). Selon le précédent Règlement sur la prévention de la pollution par les ordures, les déchets culinaires liquéfiés n'étaient pas considérés comme des déchets ; il n'existait par conséquent aucune restriction quant à leur déversement, tant qu'ils ne contenaient pas de polluants, tels que définis par le règlement MARPOL 73/78. Bien que généralement moins dangereuses que, par exemple, les eaux noires, les eaux grises peuvent parfois contenir des éléments dangereux, tels que des résidus de détergent et du chlore provenant de la javel déversée par les blanchisseries.

Normes et recommandations internationales

Règlement sanitaire international (RSI) (2005)

Article 24, Exploitants de moyens de transport :

Les États Parties prennent toutes les mesures possibles compatibles avec le présent Règlement pour assurer que les exploitants de moyens de transport :

a) appliquent les mesures sanitaires recommandées par l'OMS et adoptées par l'État Partie ;

b) informent les voyageurs des mesures sanitaires recommandées par l'OMS et adoptées par l'État Partie aux fins de leur application à bord ; et

c) maintiennent en permanence les moyens de transport dont ils sont responsables exempts de sources d'infection ou de contamination, notamment de vecteurs et de réservoirs. L'application de mesures destinées à éliminer les sources d'infection ou de contamination peut être exigée si des signes de leur présence sont découverts.

Annexe 1B, De mettre en place dans la mesure où cela est possible dans la pratique un programme conduit par du personnel qualifié pour lutter contre les vecteurs et les réservoirs aux points d'entrée et à proximité de ceux-ci.

Annexe 5, Mesures particulières concernant les maladies à transmission vectorielle.

Convention OIT du travail maritime 2006

Règle 3.1 - Logement et loisirs

Norme A3.1 - Logement et loisirs

13. Des installations de blanchisserie convenablement situées et aménagées doivent être prévues

Règle 3.1 - Logement et loisirs
Principe directeur B3.1.7 - Installations sanitaires
4. Le matériel mis à la disposition des gens de mer pour la lessive devrait comprendre :
a) des machines à laver ;
b) des machines à sécher le linge ou des locaux de séchage convenablement chauffés et ventilés ;
c) des fers à repasser et des planches à repasser ou des appareils équivalents.

C92 Convention OIT sur le logement des équipages (révisée), 1949
Article 13:
Article 13 :
12. A bord de tout navire, des moyens de lavage et de séchage du linge seront prévus dans une proportion correspondant à l'effectif de l'équipage et à la durée normale du voyage.
13. Le matériel de lavage comprendra des bassins suffisants, avec dispositif d'écoulement, qui pourront être installés dans les locaux affectés aux soins de propreté s'il n'est pas raisonnablement possible d'aménager une buanderie séparée. Les bassins seront alimentés suffisamment en eau douce, chaude et froide. À défaut d'eau chaude, des moyens de chauffer de l'eau seront prévus.
14. Les moyens de séchage seront aménagés dans un local séparé des postes de couchage et des réfectoires, suffisamment aéré et chauffé et pourvu de cordes à linge ou d'autres dispositifs d'étendage

Risques principaux

De nombreuses maladies sont transmises à l'homme par le biais de vecteurs tels que les rats, les moustiques, les souris, les cafards, les puces, les poux et les puces du rat. En l'absence d'un contrôle approprié, ces vecteurs peuvent se retrouver à bord des navires, se reproduire et être ensuite transportés dans d'autres pays. Une telle situation engendrerait de graves risques pour la santé des membres d'équipage et des passagers. Par ailleurs, les personnes et les vecteurs présents à bord sont ensuite susceptibles de propager à leur tour la maladie dans les ports d'autres pays.

Par exemple, les eaux stagnantes à bord des navires ou dans leurs canots de sauvetage constituent un habitat dans lequel les moustiques pondent des œufs. Des moustiques adultes émergeront de ces eaux stagnantes, et ces adultes, à leur tour, pondront des œufs pendant leur cycle de vie. En cas de présence d'eaux stagnantes sur de longues périodes, ou si celles-ci sont alimentées par une série de fortes pluies ou une inondation, un taux de reproduction accru des moustiques est susceptible de persister pendant plusieurs semaines ou plusieurs mois. En l'absence de contrôle efficace, les moustiques peuvent être transportés par les navires et transmettre des maladies infectieuses au cours des voyages internationaux.

Parmi les autres risques possibles, on citera l'exposition au sang ou à tout autre matériau potentiellement infectieux par le biais d'une mauvaise manipulation des objets au cours du ménage ; par exemple, en cas de contamination par contact avec le linge, parce que le personnel d'entretien ne portait pas les équipements de protection individuelle (EPI) appropriés. Enfin, la présence de produits chimiques dangereux utilisés dans le cadre des activités de blanchisserie, les poussières des vêtements et de poudres détergentes, ainsi qu'une mauvaise ventilation du lieu de travail, constituent également des risques sanitaires.

Examen de la documentation

Plan intégré de gestion des vecteurs.

Références

International conventions
ILO, Maritime Labour Convention 2006.
Scientific literature
Anselmo M et al. (1996). Port malaria caused by Plasmodium falciparum: a case report. Le Infezioni in Medicina, 4:45–47.
Delmont J et al. (1994). Harbour-acquired Plasmodium falciparum malaria. Lancet, 344:330–331.

Delmont J et al. (1995). Apropos of 2 cases of severe malaria contracted in the port of Marseille. Bulletin de la Societé de Pathologie Exotique, 88:170–173.

Draganescu N et al. (1977). Epidemic outbreak caused by West Nile virus in the crew of a Romanian cargo ship passing the Suez Canal and the Red Sea on route to Yokohama. Virologie, 28:259–262.

Fijan S, Sostar-Turk S, Cencic A (2005). Implementing hygiene monitoring systems in hospital laundries in order to reduce microbial contamination of hospital textiles. Journal of Hospital Infection, 61(1):30–38.

Peleman R et al. (2000). Indigenous malaria in a suburb of Ghent, Belgium. Journal of Travel Medicine, 7:48–49.

Raju N, Poljak I, Troselj-Vukic B (2000). Malaria, a travel health problem in the maritime community. Journal of Travel Medicine, 7:309–313.

Rubin L, Nunberg D, Rishpon S (2005). Malaria in a seaport worker in Haifa. Journal of Travel Medicine, 12:350–352.

Schultz MG et al. (1967). An outbreak of malaria on shipboard. American Journal of Tropical Medicine and Hygiene, 16:576–579.

Shoda M et al. (2001). Malaria infections in crews of Japanese ships. International Maritime Health, 52:9–18.

Codes du secteur	Résultats de l'inspection : preuves recueillies, résultats des échantillons, documents examinés	Mesures de lutte et actions correctives	Requis	Recommandé
		13.1 Système global de gestion des vecteurs		
13.1.1 o	Aucune garde anti-rongeur.	Mettre en place des gardes anti-rongeurs afin d'empêcher l'accès des rongeurs aux navires par les amarres.	o	
13.1.2 o	Aucun plan intégré de gestion des vecteurs.	Élaborer un plan intégré de gestion des vecteurs.	o	
13.1.3 o	Aucun dossier ou registre d'inspection de contrôle des vecteurs (et notamment concernant l'application de pesticides) disponible.	Mettre en place une surveillance de routine des vecteurs et réservoirs ; par exemple, déployer et vérifier des pièges à rongeurs et autres dispositifs.	o	
		Mettre en place des dossiers et des registres d'inspection de contrôle des vecteurs, et notamment des registres d'application de pesticides.	o	
		13.2 Eaux stagnantes		
13.2.1 o	Preuves de la présence d'eaux stagnantes dans différents secteurs extérieurs du navire (bâches des canots de sauvetage, cales, dalots, auvents, gouttières, installations de traitement de l'air) susceptibles de contenir des larves d'insectes. Preuves de l'existence de dépressions ou de canaux susceptibles de recueillir les eaux stagnantes.	Mettre en place des procédures opérationnelles permettant de contrôler les risques pour la santé publique pour les membres d'équipage et les passagers, ainsi que les personnes susceptibles d'être affectées par les navires et la cargaison entrant dans les ports.		o
13.2.2 o	Preuves de la présence de vecteurs vivants ou de leurs larves dans les eaux stagnantes situées à l'intérieur des canots de sauvetage.	Éliminer les eaux stagnantes et mettre en place de mesures de contrôle des vecteurs.	o	
		13.3 Construction des lave-linge et de la blanchisserie		
13.3.1 o	Matériaux de fabrication et conception rendant l'entretien difficile.	Revoir la conception et la fabrication des matériaux afin que l'entretien et la décontamination soient facilités.		o
13.3.2 o	Installation inadaptée des systèmes de drainage des sols et des déchets.	S'assurer que les systèmes de drainage des sols et des déchets sont de taille adéquate et construits afin de minimiser les risques d'obstruction et de faciliter l'entretien.		o
13.3.3 o	Portes et fenêtres ne permettant pas une ventilation appropriée.	Conception appropriée des portes et fenêtres.		o
13.3.4 o	Sols ne permettant pas un nettoyage approprié.	Refaire les sols en utilisant des matériaux résistants, faciles d'entretien et imperméables à l'humidité, et correctement évacués.		o
		13.4 Entretien et maintenance		
13.4.1 o	Preuves établissant que les membres d'équipage responsables de l'entretien des cabines des passagers ou des membres d'équipage malades ne portent pas d'EPI.	S'assurer que les membres d'équipage responsables de l'entretien prennent les précautions nécessaires (EPI jetables à changer après avoir effectué l'entretien de chaque cabine de personnes malades).	o	
13.4.2 o	Stocks insuffisants de détergents.	Approvisionner les services d'entretien et de blanchisserie avec un stock suffisant de lessive en poudre ou autres produits.		o
13.4.3 o	Signes de fuites, d'inondations ou d'interconnexion dans le système de drainage.	Garder en état le système de drainage afin d'éviter les fuites ou les refoulements.	o	
13.4.4 o	Preuves établissant que les membres d'équipage responsables de l'entretien utilisent le même chiffon pour nettoyer les cabines des passagers ou des membres d'équipage malades, et les cabines des personnes en bonne santé ; ou que ceux-ci nettoient d'abord les cabines des passagers ou des membres d'équipage malades.	Changer de chiffon après avoir nettoyé les cabines des passagers ou membres d'équipage malades.	o	
		Nettoyer les cabines des passagers ou membres d'équipage en bonne santé avant celles des personnes malades.	o	

Annexe 1 Modèle de certificat d'exemption de contrôle sanitaire de navire/ certificat de contrôle sanitaire de navire, Annexe 3 du Règlement sanitaire international (2005)

Annexe 3

Modèle de certificat d'exemption de contrôle sanitaire de navire/ certificat de contrôle sanitaire de navire

Port : .... Date : ....

Le présent certificat rend compte de l'inspection et 1) de l'exemption du contrôle ou 2) des mesures appliquées

Nom du navire ou du bateau de navigation intérieure .... Pavillon .... N° d'immatriculation/OMI ....

Au moment de l'inspection, les cales étaient déchargées/chargées de .... tonnes de cargaison

Nom et adresse du bureau d'inspection...

Certificat d'exemption de contrôle sanitaire de navire

Secteurs , [systèmes et services] inspectés	Signes constatés[1]	Résultats de l'analyse des échantillons[2]	Documents examinés
Cuisine			Journal du médecin de bord
Cambuse			Journal de bord
Entrepôts de stockage			Autres
Cale(s)/cargaison			
Quartiers :			
– postes d'équipage			
– carré des officiers			
– cabines des passagers			
– pont			
Eau potable			
Eaux usées			
Ballast			
Déchets solides et médicaux			
Eaux stagnantes			
Salle des machines			
Services médicaux			
Autres secteurs spécifiés – voir pièce jointe			
Pour les secteurs non concernés, indiquer « sans objet »			

Aucun signe constaté. Le navire/bateau est exempté de mesures de lutte.

Certificat de contrôle sanitaire de navire

Mesures de lutte appliquées	Date de réinspection	Remarques concernant les conditions observées

Les mesures de lutte indiquées ont été appliquées à la date ci dessous.

Nom et titre de l'agent qui délivre le certificat .... Signature et sceau .... Date ....

[1] a) Signes d'infection ou de contamination, y compris : vecteurs à tous les stades de leur croissance, réservoirs animaux de vecteurs, rongeurs ou autres espèces qui pourraient être porteurs de maladies humaines, risques microbiologiques, chimiques et autres pour la santé humaine, mesures d'hygiène insuffisantes ; b) Information concernant des cas humains (à faire figurer dans la déclaration maritime de santé).

[2] Résultats de l'analyse des échantillons prélevés à bord : résultats à fournir dans les plus brefs délais au capitaine du navire et, si une nouvelle inspection est requise, à l'escale suivante, la plus appropriée compte tenu de la date de réinspection indiquée dans le certificat.

Les certificats d'exemption de contrôle sanitaire et les certificats de contrôle sanitaire sont valables six mois au maximum ; toutefois, la durée de validité peut être prolongée d'un mois si l'inspection ne peut pas être effectuée au port et s'il n'y a aucun signe d'infection ou de contamination.

Pièce jointe au modèle de certificat d'exemption de contrôle sanitaire de navire/certificat de contrôle sanitaire de navire

Secteurs/installations/systèmes inspectés	Signes constatés	Résultats de l'analyse des échantillons	Documents examinés	Mesures de lutte appliquées	Date de la réinspection	Remarques concernant les conditions observées
Nourriture						
Source						
Stockage						
Préparation						
Service						
Eau						
Source						
Stockage						
Distribution						
Déchets						
Stockage						
Traitement						
Evacuation						
Piscines/spas						
Équipement						
Fonctionnement						
Services médicaux						
Équipement et appareils médicaux						
Fonctionnement						
Médicaments						
Autres secteurs inspectés						

Lorsque des secteurs figurant sur cette liste ne sont pas concernés, indiquez « sans objet ».

Annexe 2 Algorithme pour la délivrance des certificats sanitaires de navire et la gestion des réinspections et des moyens de transport affectés

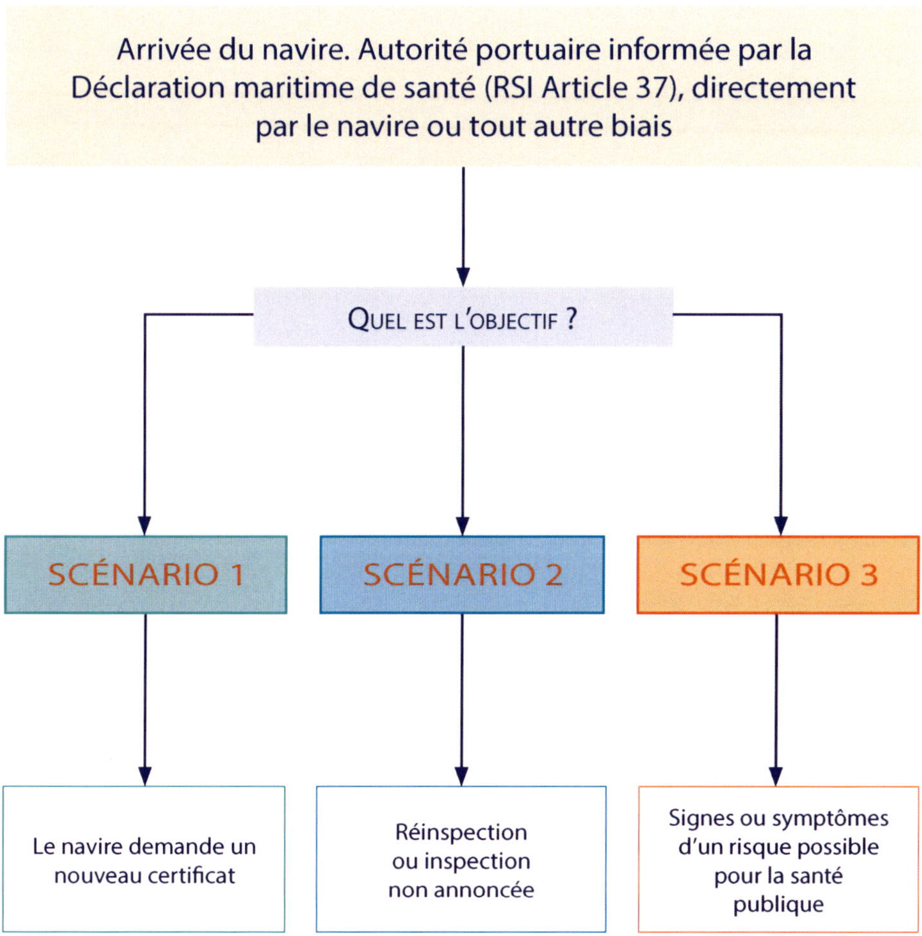

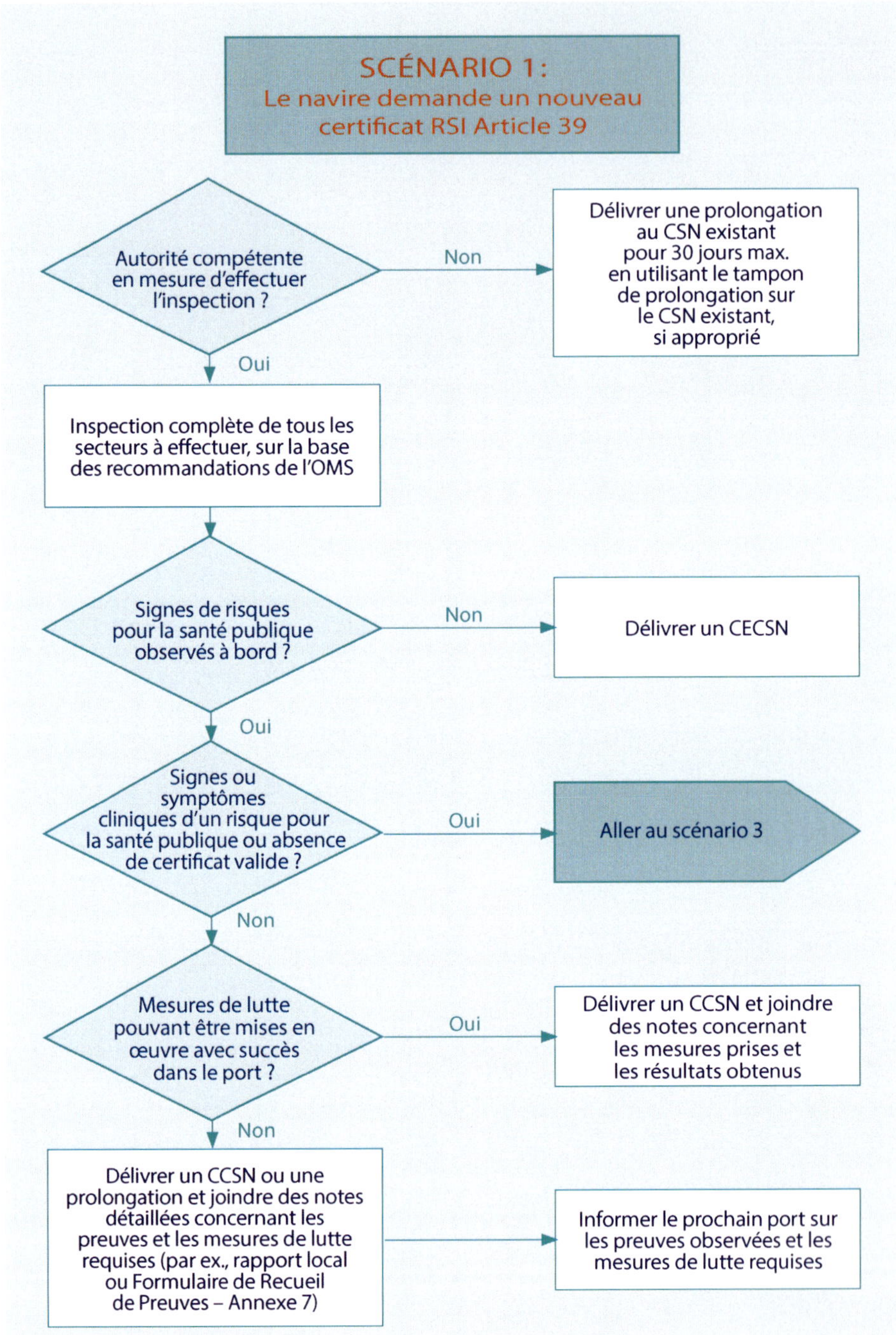
SCÉNARIO 1 :
Le navire demande un nouveau certificat RSI Article 39
Autorité compétente en mesure d'effectuer l'inspection ?
Non
Délivrer une prolongation au CSN existant pour 30 jours max. en utilisant le tampon de prolongation sur le CSN existant, si approprié
Oui
Inspection complète de tous les secteurs à effectuer, sur la base des recommandations de l'OMS
Signes de risques pour la santé publique observés à bord ?
Non
Délivrer un CECSN
Oui
Signes ou symptômes cliniques d'un risque pour la santé publique ou absence de certificat valide ?
Oui
Aller au scénario 3
Non
Mesures de lutte pouvant être mises en œuvre avec succès dans le port ?
Oui
Délivrer un CCSN et joindre des notes concernant les mesures prises et les résultats obtenus
Non
Délivrer un CCSN ou une prolongation et joindre des notes détaillées concernant les preuves et les mesures de lutte requises (par ex., rapport local ou Formulaire de Recueil de Preuves – Annexe 7)
Informer le prochain port sur les preuves observées et les mesures de lutte requises

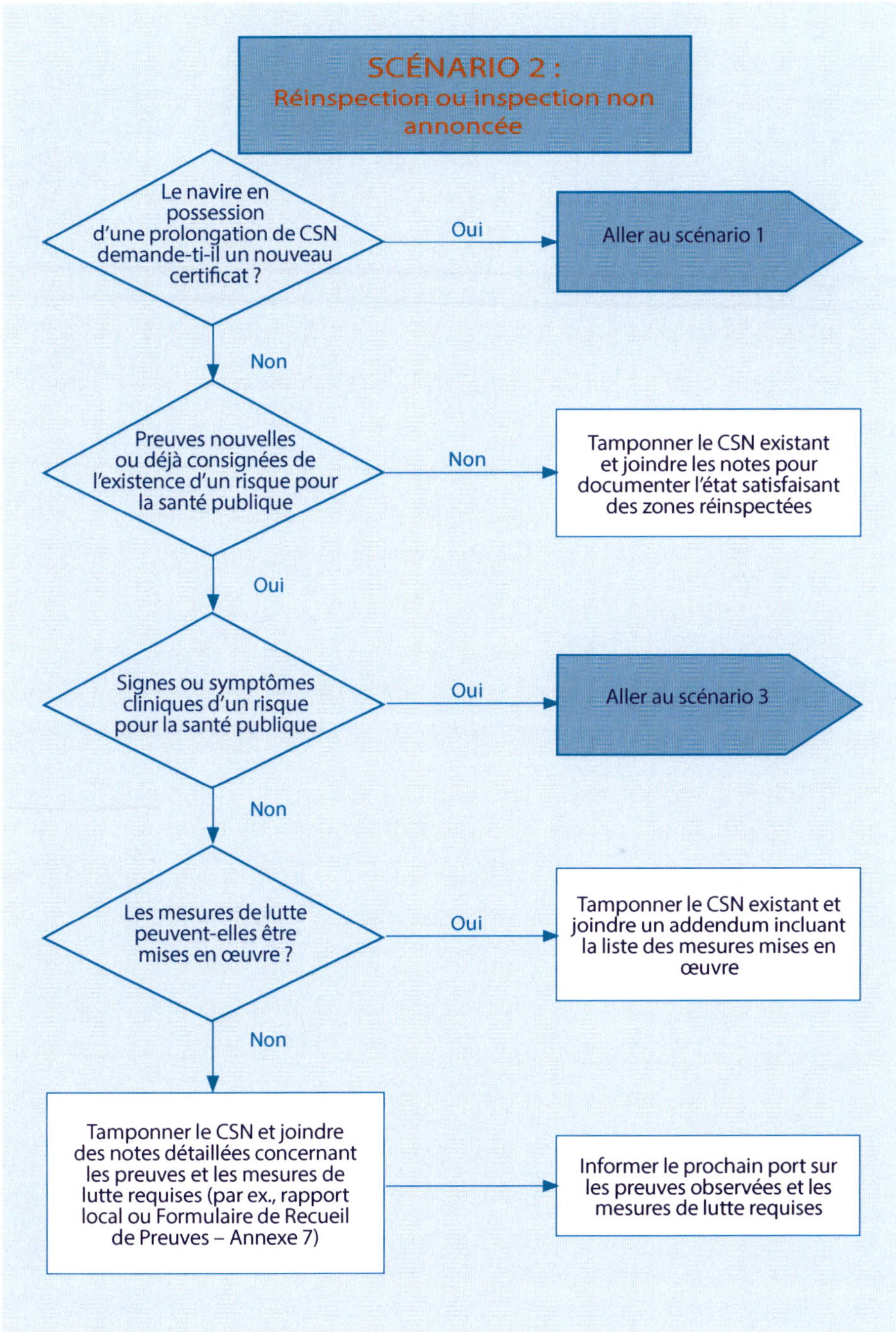
SCÉNARIO 2 :
Réinspection ou inspection non annoncée
Le navire en possession d'une prolongation de CSN demande-ti-il un nouveau certificat ?
Oui
Aller au scénario 1
Non
Preuves nouvelles ou déjà consignées de l'existence d'un risque pour la santé publique
Non
Tamponner le CSN existant et joindre les notes pour documenter l'état satisfaisant des zones réinspectées
Oui
Signes ou symptômes cliniques d'un risque pour la santé publique
Oui
Aller au scénario 3
Non
Les mesures de lutte peuvent-elles être mises en œuvre ?
Oui
Tamponner le CSN existant et joindre un addendum incluant la liste des mesures mises en œuvre
Non
Tamponner le CSN et joindre des notes détaillées concernant les preuves et les mesures de lutte requises (par ex., rapport local ou Formulaire de Recueil de Preuves – Annexe 7)
Informer le prochain port sur les preuves observées et les mesures de lutte requises

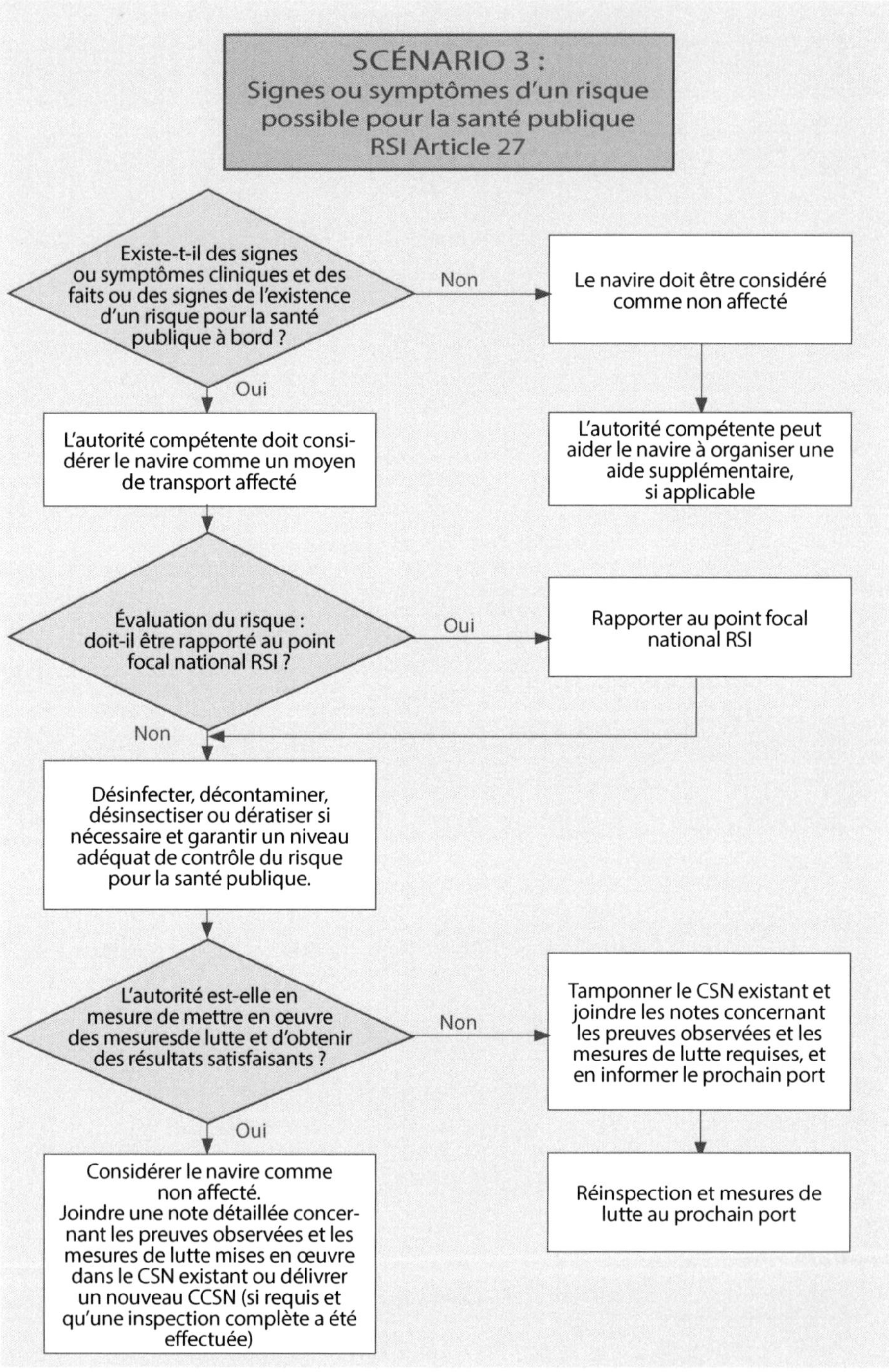
SCÉNARIO 3 :
Signes ou symptômes d'un risque possible pour la santé publique
RSI Article 27
Existe-t-il des signes ou symptômes cliniques et des faits ou des signes de l'existence d'un risque pour la santé publique à bord ?
Non
Le navire doit être considéré comme non affecté
L'autorité compétente peut aider le navire à organiser une aide supplémentaire, si applicable
Oui
L'autorité compétente doit considérer le navire comme un moyen de transport affecté
Évaluation du risque : doit-il être rapporté au point focal national RSI ?
Oui
Rapporter au point focal national RSI
Non
Désinfecter, décontaminer, désinsectiser ou dératiser si nécessaire et garantir un niveau adéquat de contrôle du risque pour la santé publique.
L'autorité est-elle en mesure de mettre en œuvre des mesuresde lutte et d'obtenir des résultats satisfaisants ?
Non
Tamponner le CSN existant et joindre les notes concernant les preuves observées et les mesures de lutte requises, et en informer le prochain port
Réinspection et mesures de lutte au prochain port
Oui
Considérer le navire comme non affecté.
Joindre une note détaillée concernant les preuves observées et les mesures de lutte mises en œuvre dans le CSN existant ou délivrer un nouveau CCSN (si requis et qu'une inspection complète a été effectuée)

Annexe 3 Ordre d'inspection des différents secteurs

Cette annexe propose un ordre d'inspection des différents secteurs, à mentionner dans le manuel de procédures du navire. Cet ordre obéit à la logique qui consiste à inspecter en premier les secteurs propres, puis les secteurs techniques, ce qui permet aux inspecteurs d'éviter toute contamination croisée.

Dans certains secteurs critiques tels que les cuisines, les inspecteurs doivent faire preuve de bonnes pratiques d'hygiène en portant des vêtements jetables propres (tabliers, gants, protections pour la tête, etc.).

Tableau A3.1
Suggestion d'ordre d'inspection des différents secteurs

Localisation	Zone	Logique
À l'intérieur des installations	Quartiers	Commencer en haut des installations
	Cuisines, office et zones de service	Potentiellement plus propres que l'office
	Office	Potentiellement plus propre que les zones de stockage
	Zones de stockage	Proches de la cuisine et de l'office
	Installations dédiées aux enfants	Habituellement plus contaminées que les zones alimentaires
	Installations médicales	Après les zones alimentaires pour éviter toute contamination croisée
	Piscines, spas et saunas	Parfois à l'intérieur, parfois sur le pont
	Autres secteurs et systèmes	Zones de lavage et de blanchisserie habituellement plus propres que les déchets
	Déchets (solides et médicaux)	La plupart des zones contaminées se situent dans les installations, parfois sur le pont
À l'intérieur des compartiments machines	Compartiments machines	Vue d'ensemble
	Eau potable	Dans la plupart des endroits des compartiments machines
	Eaux usées	Dans la plupart des endroits des compartiments machines
	Réservoirs de ballast	Accès depuis les compartiments machines, par la gaine technique, depuis le pont découvert ou les soutes
À l'extérieur	Cales de cargaison	À l'extérieur
	Eaux stagnantes	Sur le pont

Annexe 4 Équipements de protection individuelle pour les inspecteurs et l'équipage

Le tableau suivant est une liste des équipements de protection individuelle (EPI) devant être mis à la disposition du personnel du navire et des inspecteurs. Pour les inspecteurs, le tableau précise s'ils doivent porter les EPI au cours d'une inspection normale ou dans le cadre d'une inspection d'urgence.

Tableau A4.1
Équipements de protection individuelle à la disposition de l'équipage et des inspecteurs

Équipement de protection individuelle	Pour l'inspecteur, en cas d'inspection normale	Pour l'inspecteur, en cas d'inspection d'urgence
Casque de sécurité	X	X
Filet à cheveux	X	
Lunettes de sécurité ou écran facial	X	
Protections auditives	X	
Masque facial		X (standard FFP3)
Gants de travail (gants en cuir, etc.)	X	
Gants d'examen en caoutchouc	X	X
Tablier de cuisine	X	
Tablier étanche	X	
Combinaisons jetables		X
Liquide de désinfection des mains	X	X
Veste ou gilet de signalisation	X	
Gilet de sauvetage gonflable	X	
Chaussures de sécurité à semelles antidérapantes et anti-étincelles	X	
Produit répulsif à insectes dans certains secteurs	X	

Annexe 5 Équipement technique utile à l'inspection des navires

Le tableau ci-dessous répertorie les différents équipements techniques pouvant être à disposition des inspecteurs pour les aider dans l'inspection des navires. Ce tableau précise également si les inspecteurs doivent utiliser l'équipement au cours d'une inspection normale, ou si celui-ci est plus adapté lors d'une enquête faisant suite à la survenue d'une maladie.

Tableau A5.1
Équipement technique utile aux personnes chargées de l'inspection des navires

Équipement technique	Inspecteur au cours d'une inspection normale	Inspecteur au cours d'une enquête d'urgence	Fonction
Lampe-torche (idéalement antidéflagration)	X	X	Une conception antidéflagration peut s'avérer utile dans certains secteurs
Thermomètre alimentaire à sonde, calibré (contact ou infrarouges)	X	X	Pour mesurer la température des aliments. Les thermomètres infrarouges sont utiles pour éviter tout contact direct.
Bombe d'aérosol anti-vermine	X	X	Pour chasser les cafards des espaces scellés.
Tissu blanc	X	X	Pour repérer la vermine (puces, etc.).
Ruban adhésif double-face	X	X	Pour détecter les insectes rampants.
Sceaux et tampons	X	X	Pour authentifier les certificats.
Stylos, presse-papier et bloc-notes	X	X	Pour faciliter les formalités administratives.
Dictionnaire	X	X	Pour faciliter la communication entre l'exploitant du navire et l'inspecteur.
Kit de tournevis	X	X	Pour ouvrir les appareils lors de l'inspection, si nécessaire.
Kit de premiers secours	X	X	Pour la sécurité personnelle.
Ordinateur et imprimante portables	X	X	Peut être utile pour imprimer les certificats ou définir des listes prioritaires directement depuis une base de données ou autre logiciel.
Règle pliable et mètre-mesureur	X		Pour mesurer la taille de la lame d'air, ou prendre toute autre dimension.
Stylo à fumée ou autre appareil dégageant de la fumée	X	X	Pour tester les hottes et tout système de ventilation.
Lampe à ultraviolets (UV)	X	X	Pour détecter une contamination d'urine par l'homme ou les rongeurs.

Équipement technique	Inspecteur au cours d'une inspection normale	Inspecteur au cours d'une enquête d'urgence	Fonction
Kit d'analyse de l'eau incluant : • pH mètre • thermomètre • capteur de conductivité • trousse d'analyse de chlore • trousse d'analyse de dureté • trousse d'analyse de turbidité	X	X	Pour estimer les risques d'une possible contamination du système d'eau potable à bord et être en mesure de contrôler les mesures de désinfection.
Kit d'échantillonnage d'eau incluant : • pince et clé hexagonale • brûleur à gaz • spray éthanol (70%) • serviettes en papier jetables	X	X	Prélever des échantillons d'eau d'une qualité suffisante pour être analysée.
Bouteilles en verre stériles contenant du thiosulfate de sodium	X	X	Pour les analyses microbiologiques de l'eau
Écouvillon de détection des protéines	X		Pour vérifier la propreté des surfaces (dans la cuisine, etc.).
Récipients d'échantillonnage pour : • échantillons d'urine et de selles • échantillons de sang • écouvillons • échantillons de nourriture		X	Pour prélever des échantillons de différentes sources possibles de contamination (eau, nourriture, personnes, surfaces, équipement, etc.).
Appareil photo (idéalement numérique	X	X	Pour photographier les preuves.

Pour des raisons de sécurité et afin de faciliter l'embarquement sur le navire, l'équipement mentionné dans cette liste doit être stocké dans un sac à dos ou tout autre conteneur portable adapté.

Annexe 6 Documents types pour l'inspection des navires

Cette section fournit une liste des documents devant être rendus disponibles lors de l'inspection d'un navire. Cette liste doit être envoyée par les autorités de délivrance avant l'arrivée du navire au port, et ce, afin de faciliter la préparation à l'inspection du navire.

Tableau A6.1
Liste des modèles de certificats et des documents requis dans le cadre de l'inspection sanitaire des navires

Catégorie	Nom	Notes
A Documents associés au RSI	Déclaration maritime de santé	Annexe 8 du RSI
	Certificat de contrôle sanitaire de navire	Annexe 3 du RSI
	Certificat d'exemption de contrôle sanitaire de navire	
	Prolongation du certificat sanitaire de navire	
	Certificat international de vaccination ou attestant l'administration d'une prophylaxie	Annexe 6 du RSI
B Autres documents, mentionnés dans la convention OMI visant à faciliter le trafic maritime international 1965 (modifiée, édition 2006), pouvant être exigés dans le cadre d'une évaluation des risques pour la santé publique	Déclaration générale	http://www.imo.org/Facilitation/mainframe.asp?topic_id=396
	Déclaration de cargaison	http://www.imo.org/Facilitation/mainframe.asp?topic_id=396
	Déclaration de provisions de bord	http://www.imo.org/Facilitation/mainframe.asp?topic_id=396
	Liste des membres d'équipage	http://www.imo.org/Facilitation/mainframe.asp?topic_id=396
	Liste des passagers	http://www.imo.org/Facilitation/mainframe.asp?topic_id=396
	Manifeste de marchandises dangereuses	http://www.imo.org/Facilitation/mainframe.asp?topic_id=396
	Certificat international de prévention de la pollution par les eaux usées	
	Plan de gestion des déchets	Tout navire $\geq$400 tonneaux et tout navire autorisé à transporter >15 personnes doit être en possession d'un plan de gestion des déchets, que les membres d'équipage doivent suivre : http ://www.imo.org/Facilitation/mainframe.asp?topic_id=396
	Registre des déchets	Voir ci-dessus http ://www.imo.org/Facilitation/mainframe.asp?topic_id=396
	Déclaration des effets de l'équipage	http ://www.imo.org/Facilitation/mainframe.asp?topic_id=396
	Document requis en vertu de la Convention postale internationale (pour le courrier)	En l'absence d'un tel document, les objets postaux (numéro et poids) doivent être mentionnés sur la déclaration de cargaison
	Autres	
C Autres plans de gestion concernant l'hygiène à bord	Plan de gestion de la salubrité de l'eau (ou plan de gestion de l'eau)	
	Rapport d'analyse de l'eau potable	
	Plan de gestion des déchets	
	Plan de gestion de la sécurité des aliments (notamment un registre de température des aliments)	

Category	Name	Note
C Autres plans de gestion concernant l'hygiène à bord	Plan de gestion pour le contrôle des vecteurs	
	Registre médical de bord	
	Formulaire pour l'eau de ballast OMI	
	Certificat de gestion des eaux de ballast	http://www.imo.org/about/conventions/listofconventions/pages/international-convention-for-the-control-and-management-of-ships'-ballast-water-and-sediments-(bwm).aspx
	Livre de bord pour les eaux de ballast	http://www.imo.org/about/conventions/listofconventions/pages/international-convention-for-the-control-and-management-of-ships'-ballast-water-and-sediments-(bwm).aspx
	Autre	

RSI, Règlement sanitaire international ; OMI, Organisation maritime internationale

Annexe 7 Rapport des Signes Constatés

Le Tableau A7.1 est un modèle de Rapport des Signes Constatés. Ce formulaire dresse la liste des preuves recueillies, des documents et échantillons examinés et des mesures de lutte ou actions correctives à mettre en œuvre après l'inspection d'un navire, et accompagne le certificat sanitaire de navire (CSN).

Lorsqu'il est joint au CSN, chaque page de ce document doit être signée, tamponnée et datée par l'autorité délivrante. En cas d'utilisation de ce formulaire comme pièce jointe à un CSN préexistant, cette pièce jointe devra être mentionnée dans le CSN (en utilisant un tampon, par exemple).

Tableau A7.1
Modèle de Rapport des Signes Constatés

<table>
<tr><td colspan="4">Rapport des Signes Constatés
Ce formulaire accompagne le certificat sanitaire de navire (CSN) et fournit une liste des preuves recueillies et des mesures de lutte à mettre en place.
Lorsqu'il est joint au CSN, chaque page de ce document doit être signée, tamponnée et datée par l'autorité délivrante. En cas d'utilisation de ce formulaire comme pièce jointe à un CSN préexistant, cette pièce jointe devra être mentionnée dans le CSN (en utilisant un tampon, par exemple).</td></tr>
<tr><td colspan="2">Nom du navire et numéro OMI ou numéro d'enregistrement :</td><td colspan="2">Nom et signature de l'officier responsable à bord du navire :</td></tr>
<tr><td colspan="2">Nom de l'autorité délivrante :</td><td colspan="2">Date effective de l'inspection (jj/mm/aaaa) :</td></tr>
<tr><td colspan="2">Date du CSN mentionné (jj/mm/aaaa) :</td><td colspan="2">CSN délivré au port de :</td></tr>
<tr><td colspan="4">Précisez les secteurs n'ayant pas été inspectés :</td></tr>
<tr><td>o Quartiers</td><td>o Cuisines, office et zones de service</td><td>o Zones de stockage</td><td>o Installations dédiées aux enfants</td></tr>
<tr><td>o Installations médicales</td><td>o Piscines/spas</td><td>o Déchets solides et médicaux</td><td>o Compartiments machines</td></tr>
<tr><td>o Eau potable</td><td>o Eaux usées</td><td>o Eau de ballast</td><td>o Cales de cargaison</td></tr>
<tr><td></td><td colspan="3">o Autre (lingerie, lave-linge, etc.)</td></tr>
<tr><td colspan="2">Événements sanitaires détectés à bord</td><td>o oui</td><td>o non</td></tr>
</table>

<table>
<tr><th>Code Signe</th><th>Signes constatés (brève description, conformément à la check-list OMS ; tirer un trait sous chaque signe constaté afin de s'assurer que les items sont clairement séparés)</th><th colspan="2">Mesure à mettre en œuvre</th><th>Requis</th><th>Recommandé</th><th>Mesure mise en œuvre avec succès (tampon et signature de l'autorité en charge de la réinspection)</th></tr>
<tr><td></td><td></td><td colspan="2"></td><td></td><td></td><td></td></tr>
<tr><td colspan="2">Nom de l'inspecteur délivrant :</td><td>Signature de l'inspecteur délivrant :</td><td>Tampon de l'autorité délivrante :</td><td colspan="3">Page..........
sur ....</td></tr>
</table>

OMI, Organisation maritime internationale ; CSN, certificat sanitaire de navire ; OMS, Organisation mondiale de la Santé.

Annexe 8 Instructions concernant le Rapport des Signes Constatés

1. Les informations suivantes doivent être consignées en haut du formulaire :

- Le nom du bateau ainsi que son numéro OMI, ou son numéro d'immatriculation
- Le nom et la signature de l'officier de bord responsable
- Le nom des autorités de délivrance
- La date effective de l'inspection
- La date du certificat sanitaire de navire (CSN) auquel le Rapport des Signes Constatés fait référence
- Le nom du port dans lequel le CSN a été délivré.

2. Les secteurs n'ayant pas été soumis à l'inspection sont signalés par la check-list.

3. Autres informations présentes sur le formulaire :

1ère colonne, Code Signe	Code preuve tel qu'indiqué dans la check-list OMS
2ème colonne, Signes constatés	Brève description des preuves recueillies, sur la base de la check-list
3ème colonne, Mesure à mettre en œuvre	Description des mesures de lutte à mettre en œuvre (utiliser des mots simples, comme dans la check-list OMS)
4ème colonne, Requis	Faire une croix (X) à cet endroit si la mesure est « requise »
5 colonne, Recommandé	Faire une croix (X) à cet endroit si la mesure est « recommandée »
6ème colonne, Mesure mise en œuvre avec succès	Cette colonne est réservée à l'autorité en charge de la réinspection. Seules les mesures mises en œuvre avec succès doivent être tamponnées et signées par l'autorité en charge de la réinspection. Si aucun tampon ni aucune signature n'y figure, l'efficacité de la mesure devra faire l'objet d'une nouvelle vérification. Afin de différencier les preuves et les mesures correspondantes, des lignes horizontales doivent être tracées pour distinguer les différentes preuves.

En bas de chaque page, le nom et la signature de l'inspecteur doivent apparaître, ainsi que le tampon de l'autorité délivrante, le numéro de page et tout autre commentaire.

Références et ressources

CCA (Commission du Codex Alimentarius) (2003). Code d'usages international recommandé - Principes généraux d'hygiène alimentaire (inclut la méthode HACCP et des directives concernant son application), CCA/RCP 1-1969, Rev. 4-2003. Rome, CCA.

CCA (Commission du Codex Alimentarius) (2004). Code d'usages en matière d'hygiène pour le lait et les produits, CCA/RCP 57. Rome, CCA.

CDC (Centres pour le Contrôle et la Prévention des Maladies). Programme d'hygiène sur les navires. National Center for Environmental Health. Atlanta, CDC (http ://www.cdc.gov/nceh/vsp).

Commission d'Helsinki (1990). Recommandation HELCOM 11/10 : Guidelines for capacity calculation of sewage system on board passenger ships. Helsinki, Commission d'Helsinki.

ISO (Organisation internationale de Normalisation) (2002). ISO 15748-1 :2002 Navires et technologie maritime – Approvisionnement en eau potable sur navires et structures maritimes. Genève, ISO.

ISO (Organisation internationale de Normalisation) (2006). ISO 19458 :2006 Qualité de l'eau – Échantillonnage pour analyse microbiologique. Genève, ISO.

ISO (Organisation internationale de Normalisation) (2008). ISO 14726 :2008 Navires et technologie maritime – Couleurs pour l'identification du contenu des systèmes de tuyauterie. Genève, ISO.

ISO (Organisation internationale de Normalisation), CEI (Commission électrotechnique internationale) (2005). ISO/CEI 17025:2005 Prescriptions générales concernant la compétence des laboratoires d'étalonnages et d'essais. Genève, ISO/CEI.

OIT (Organisation internationale du Travail) (2006). Convention du travail maritime 2006. Genève, OIT.

OMI (Organisation maritime internationale) (1978). Annexe IV : Prévention de la pollution par les eaux usées des navires et résolutions correspondantes MEPC.2(VI) et MEPC.115(51). In : Convention internationale, concernant la pollution de la mer par les navires 1973 (modifiée 1978) (MARPOL 73/78). Londres, OMI.

OMI (Organisation maritime internationale) (1978). Annexe V : Prévention de la pollution par les ordures des navires. In : Convention internationale concernant la pollution de la mer par les navires 1973 (modifiée 1978) (MARPOL 73/78). Londres, OMI.

OMI (Organisation maritime internationale) (1982). Guide des soins médicaux d'urgence à donner en cas d'accidents dus à des marchandises dangereuses (GSMU). Londres, OMI.

OMI (Organisation maritime internationale) (1995). Urgence, la sécurité, les soins médicaux et les fonctions de survie. In : Convention internationale sur les normes de formation des gens de mer, de délivrance des brevets et de veille, 1978 (modifié en 1995). Londres, OMI.

OMI (Organisation maritime internationale) (1996). Résolution MEPC.70(38) Directives pour le développement de plans de gestion des déchets. Londres, OMI.

OMI (Organisation maritime internationale) (1997). Résolution A.868(20) Directives relatives au contrôle et à la gestion des eaux de ballast des navires en vue de réduire au minimum le transfert d'organismes aquatiques nuisibles et d'agents pathogènes. Londres, OMI.

OMI (Organisation maritime internationale) (1997). Résolution MEPC.76(40) Spécifications normalisées applicables aux incinérateurs de bord. Londres, OMI.

OMI (Organisation maritime internationale) (2000). Directives visant à garantir l'adéquation des installations portuaires de réception des déchets. Londres, OMI.

OMI (Organisation maritime internationale) (2004). Convention internationale pour le contrôle et la gestion des eaux de ballast des navires et des sédiments. Londres, OMI.

OMI (Organisation maritime internationale) (2006). Annexe 5 : Certificats et documents exigés à bord des bateaux. In : Convention visant à faciliter le trafic maritime international 1965 (édition 2006). Londres, OMI.

OMI (Organisation maritime internationale) (2008). Directives pour une mise en application uniforme de la convention BWM. Londres, OMI.

OMS (Organisation mondiale de la Santé) (1999). Gestion des déchets liés aux soins de santé. Genève, OMS.

OMS (Organisation mondiale de la Santé) (2007). Guide médical international de bord, 3e édition. Genève, OMS.

OMS (Organisation mondiale de la Santé) (2008). Directives de qualité pour l'eau de boisson. Genève, OMS.

OMS (Organisation mondiale de la Santé) (2011). Guide d'hygiène et de salubrité à bord des navires, 3e édition. Genève, OMS